PARA ENTENDER O
ADOLESCENTE

SÉRIE **L&PM** POCKET SAÚDE
Editor da série saúde: Dr. Fernando Lucchese

Comer bem, sem culpa – Dr. Fernando Lucchese, José Antonio Pinheiro Machado e Iotti
Desembarcando a Hipertensão – Dr. Fernando Lucchese
Desembarcando a Tristeza – Dr. Fernando Lucchese
Desembarcando o Colesterol – Dr. Fernando Lucchese e Fernanda Lucchese
Desembarcando o Diabetes – Dr. Fernando Lucchese
Desembarcando o Sedentarismo – Dr. Fernando Lucchese e Cláudio Nogueira de Castro
Dieta mediterrânea – Dr. Fernando Lucchese e José Antonio Pinheiro Machado
Fatos & mitos sobre sua saúde – Dr. Fernando Lucchese
Filhos sadios, pais felizes – Dr. Ronald Pagnoncelli
Para entender o adolescente – Dr. Ronald Pagnoncelli
Pílulas para prolongar a juventude – Dr. Fernando Lucchese
Pílulas para viver melhor – Dr. Fernando Lucchese
Sexo: muito prazer – Laura Meyer da Silva
Viajando com saúde – Dr. Fernando Lucchese

Dr. Ronald Pagnoncelli

PARA ENTENDER O
ADOLESCENTE

www.lpm.com.br

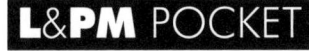

Coleção **L&PM** Pocket vol. 736

Série saúde/12

Primeira edição na Coleção **L&PM** Pocket: outubro de 2008

Capa: Marco Cena
Preparação de original: Jó Saldanha
Revisão: Patrícia Rocha

CIP-Brasil. Catalogação-na-Fonte
Sindicato Nacional dos Editores de Livros, RJ

P158p

Pagnoncelli, Ronald
  Para entender o adolescente / Ronald Pagnoncelli. – Porto Alegre, RS: L&PM, 2008.
  160p. – (L&PM Pocket Saúde; v.736)

  ISBN 978-85-254-1822-7

  1. Adolescência. 2. Adolescentes - Aspectos psicológicos. I. Título. II. Série.

08-4083.   CDD: 155.5
                   CDU: 159.922.8

© Ronald Pagnoncelli, 2008

Todos os direitos desta edição reservados a L&PM Editores
Rua Comendador Coruja, 314, loja 9 – Floresta – 90220-180
Porto Alegre – RS – Brasil / Fone: 51.3225.5777 – Fax: 51.3221-5380

Pedidos & Depto. comercial: vendas@lpm.com.br
Fale conosco: info@lpm.com.br
www.lpm.com.br

Impresso no Brasil
Primavera de 2008

SUMÁRIO

Agradecimentos / 7

Apresentação / 9

Idade escolar – Período intermediário ou de latência / 11

Puberdade e adolescência / 15

Nutrição / 36

Obesidade / 44

Exercício físico / 54

Educação na família / 64

A escola / 75

Trabalho / 85

Vocação e escolha profissional / 91

A conduta habitual do adolescente / 98

Mau rendimento escolar / 108

Doenças e sintomas / 115

Risco e resiliência / 128

Relação médico-adolescente / 141

Referências bibliográficas / 151

Sobre o autor / 156

Agradecimentos

A edição deste livro, como a do pocket anterior, *Filhos sadios, pais felizes*, foi realizada por idealização do Dr. Lucchese, que desejava incluir na Coleção L&PM Pocket/Série Saúde temas sobre a infância e a adolescência e sabia da minha experiência e vontade de publicar idéias que sempre me pareceram pertinentes.

Como eu fazia em outra época, ele desempenha hoje um importante papel na educação para a saúde, faz conferências e palestras e participa de debates sobre temas obrigatórios para a nossa comunidade, buscando alertar sobre muitos problemas que podem ser prevenidos ou pelo menos tratados precocemente.

Dr. Lucchese tem se notabilizado pelo esforço e pela dedicação a um trabalho de prevenção, tanto quanto há muito vem desempenhando na correção de problemas por meio da cirurgia cardiovascular.

Assim, Lucchese, parabéns e muito obrigado.

Devo agradecer também à psicóloga Caroline Strelau Hastempflug pela revisão dos temas que envolvem aspectos psicológicos e psicanalíticos e à nutricionista Vera Freitas pela revisão dos temas relacionados à nutrição.

Ronald Pagnoncelli de Souza

Apresentação

No livro anterior, *Filhos sadios, pais felizes*, descrevemos os fatos característicos da evolução psicossocial da grande maioria das crianças desde o nascimento até os dez anos de idade e sua inserção social e sua educação, primeiro dentro da família, depois na escola. Sintetizamos os fatos mais marcantes e procuramos estabelecer, da melhor maneira possível, os marcos do desenvolvimento psicossocial, ano por ano, definindo a maneira de lidar com cada um dos eventos. Terminamos afirmando como reconhecer e como lidar com alguns dos problemas de saúde física e mental mais comuns e importantes de nossos filhos.

Este livro descreve as características das crianças, dos adolescentes e dos adultos jovens, de acordo com a faixa etária. Nossa intenção é que todos conheçam melhor as características da pré-adolescência e da adolescência e a forma de encarar e lidar com grande parte dos problemas decorrentes dessas fases.

Introduzimos o tema do adulto jovem – considerado por parte da Organização Mundial da Saúde o jovem entre os vinte e os 24, 25 anos de idade que ainda depende dos pais. Suas características são semelhantes às da última fase da adolescência e tendem a se eternizar. Trata-se da "síndrome do canguru", mamífero que nasce e permanece na bolsa materna até atingir uma condição física e psíquica que permita que ande e se alimente por conta própria, o que leva alguns meses. Entretanto, os jovens adultos têm "eternizado" sua dependência por motivos sociais e educacionais.

Idade escolar – Período intermediário ou de latência

Características

❑ Nesta etapa do desenvolvimento – dos seis aos dez anos de idade –, além de terem a vida centralizada na família, as crianças se unem numa sociedade separada que se baseia na vizinhança e na escola, formando grupos de acordo com a idade e com o sexo, com os quais têm as primeiras noções sobre estruturas formais, sejam democráticas ou autoritárias, sobre ser líder ou liderado, sobre justiça e injustiça, lealdade, heróis e idéias.

❑ Por um lado, são doutrinados pelos pais e professores, de acordo com a sociedade onde vivem. Por outro, entre os seus amigos, vivem uma cultura infantil especial, marcada pelos jogos tradicionais, rimas, enigmas e zombarias, transmitidas praticamente intactas de uma geração à outra.

❑ No começo desta fase, há um grande avanço no desenvolvimento do **conhecimento**, que culmina na chamada prontidão (condições apropriadas) geral e específica para várias aprendizagens – para a leitura e para os números.

❑ A criança quer saber sobre o mundo e sobre o

espaço, como as coisas funcionam, para que servem, de onde vêm.

- A ficção não é mais mesclada, às cegas, com a realidade.

- Mas ela não quer somente o conhecimento, quer também a perícia. Quer ter as habilidades, conhecer os truques e os procedimentos.

- Torna-se consciente dos processos que ocorrem em seu corpo, de seus sentidos, do hiato do sono. Aprende sobre germes e doenças e pode ter crises de hipocondria (um estado no qual há uma preocupação compulsiva com a própria saúde acompanhada de sintomas que não podem ser atribuídos a doença alguma).

- Pondera sobre os mistérios da vida e da morte.

- A criança pré-escolar está inclinada a concordar: é amoral.

- A criança de idade escolar, por contraste, é moralista.

- Com o desenvolvimento do *superego* (senso superior que existe em nossa mente, característico por sua severidade), em determinadas situações, quando tem necessidade de controlar seus próprios impulsos e seus atos, a criança tende a fazer julgamentos excessivamente rigorosos de si mesma (e também das demais pessoas). A percepção das principais motivações de seu comportamento é ainda muito limitada e ela julga apenas através do que evidencia (conteúdo manifesto), levando pouco em conta os motivos e circunstâncias atenuantes.

- Considera a ***mentira*** um enorme crime, talvez porque ela própria tenha se tornado capaz de mentir e dissimular.

- Na latência ocorre um aparente desinteresse na área da ***sexualidade***, evidenciando uma maior inibição no relacionamento com o sexo oposto. Os instintos sexuais parecem estar adormecidos. Entretanto, não se trata somente de uma trégua por redução da efervescência instintiva, mas uma erotização do intelecto e da atividade muscular.

- É nessa fase que a criança está apta à aprendizagem formal, comportando-se com certo grau de docilidade, o que lhe permite desenvolver o interesse pelas primeiras letras, pelo conhecimento do universo e das regras de convívio familiar e social.

- Nesse período, a criança tem sede de conhecimento, e o processo de alfabetização ocorre com prazer. Em idade inferior, criam-se dificuldades por ela não ter atingido a prontidão para esse processo.

- Por outro lado, a criança interessa-se pelas atividades físicas e revela certo prazer tanto pela escola e pelo convívio com os companheiros, quanto pelos jogos esportivos.

- Nessa etapa, formam-se os grupos de mesmo sexo, chamados "Clube do Bolinha" ou "Clube da Luluzinha", o que, na proximidade da puberdade, propicia uma facilidade aos contatos homossexuais.

- Na família, há interesses compartilhados: o filho acompanha o pai ao futebol, a uma prática esportiva como pescaria, jogo de tênis, caminhada num parque ou numa praia, enquanto a filha sai com a mãe para fazer compras, acompanha-a na prática de algum esporte ou procura desenvolver as habilidades, predominantemente femininas, como preparar alimentos.

- **Em torno dos dez anos de idade,** começam a ocorrer modificações no corpo, na mente e no comportamento dos indivíduos que traduzem a mudança da fase do desenvolvimento.

- Alguns ainda levam algum tempo com o corpo infantil, mas isso só é considerado atraso puberal a partir dos quinze anos. Ou seja, se até esta idade não surgirem os sinais da puberdade, deve-se intervir para chegar ao diagnóstico e realizar o tratamento apropriado.

Puberdade e adolescência

Puberdade

❏ A puberdade diz respeito aos fenômenos biológicos, é o ponto do desenvolvimento no qual ocorrem as mudanças da pubescência (desenvolvimento dos seios nas meninas e dos pêlos pubianos e genitais em ambos o sexos), que os encaminham à maturidade reprodutiva, simbolizada pela *menarca* (primeira menstruação), no sexo feminino, e pela *semenarca* (primeira exteriorização do sêmen), no sexo masculino.

Adolescência

❏ A adolescência, de acordo com a Organização Mundial da Saúde (OMS), é o processo psicossocial que pode se iniciar antes dos sinais da puberdade e terminar depois da parada do crescimento físico. É o período compreendido entre os **dez e os vinte anos de idade**.

❏ Segundo alguns, trata-se de uma invenção cultural. Em sociedades primitivas não há conceito equivalente. Em algumas delas, a transição da meninice para a idade adulta é tão suave que não se nota. O mais freqüente é que, no limiar da maturidade sexual, o jovem passe por um cerimonial chamado "rito da puberdade", cuja complexidade varia nos diferentes grupos ou tribos. (Os períodos de iniciação raramente duram mais do que poucas semanas, e mesmo os mais longos são insignificantes, quando comparados com os oito a dez anos da adolescência vivenciados pelos jovens em nossa sociedade.) Ao fim desse ritual, é concedido ao jovem completo status de adulto, inclusive para o casamento.

❑ O fato essencial observado na comparação dessas culturas com a nossa é que os acontecimentos psicológicos da adolescência não são necessariamente um correlato das mudanças físicas da puberdade, mas uma invenção cultural, não-deliberada, produto de um crescente retardamento na tomada das responsabilidades adultas.

❑ Aqui surge a figura do

Adulto jovem – segundo a Organização Mundial da Saúde, aquele jovem entre os 24, 25 anos de idade que teria condições de atingir sua independência social e financeira, mas permanece indefinidamente na casa dos pais, fazendo cursos de pós-graduação infindáveis, sem conseguir emprego, apesar de sua formação (síndrome do canguru).

Avanços intelectuais do adolescente

❏ Paralelamente às modificações físicas, há avanços intelectuais que permitem ao indivíduo um aperfeiçoamento da capacidade de *pensar* de *forma abstrata*, fazer diferenciações mais precisas, captar incompatibilidades básicas a despeito das diferenças superficiais, reter na mente, com firmeza, várias seqüências de causa e efeito e usar os conceitos como recursos de argumentação.

❏ Desenvolve-se o raciocínio *hipotético-dedutivo* e *simbólico*. O adolescente torna-se capaz de incorporar ao raciocínio a consideração do possível, indo além da realidade objetiva. Faz hipóteses e deduz as conseqüências destas hipóteses. Consegue imaginar o que aconteceria se a realidade fosse diferente e planejar soluções para cada situação real ou imaginária. O futuro passa a existir. O presente e o passado ganham um significado diferente. Isso aparece muito nas músicas dos adolescentes que falam do tempo, como aquela dos Beatles – *Let it Be* (deixe estar).

❏ O adolescente torna-se mais versátil e criativo e adquire melhor senso de humor. Tem avidez por longas conversas e debates. As revelações literárias e artísticas em geral acontecem nessa fase.

❏ História e geografia, introduzidas na quinta série do Ensino Fundamental, exigem uma conceituação abstrata do tempo e do espaço; a álgebra requer o pensamento simbólico, capacidades desenvolvidas e aperfeiçoadas nessa etapa.

Aspectos emocionais de seu desenvolvimento

❑ Do ponto de vista emocional, o desenvolvimento também adquire grande colorido durante a adolescência.

❑ Com relação à *conduta*, propõe-se a chamada *síndrome da adolescência normal* para assinalar, descrever e explicar a variabilidade de comportamentos que ocorrem nesta fase:

– sensação de impotência frente a novas dificuldades;

– tendência a viver em grupos;

– necessidade de fantasiar;

– crises religiosas (variam do ateísmo absoluto à crença fervorosa);

– deslocação temporal (urgências para coisas menos importantes e descaso para situações que exigem rigorosa observação). Exemplo: amanhã haverá prova de matemática, mas o jovem pode estar ligado na obtenção urgente de algo – uma roupa – para uma festa que deverá ocorrer no próximo mês;

– evolução sexual manifesta;

– atitude social reivindicatória;

– contradições sucessivas nas manifestações da conduta;

– separação progressiva dos pais;

– constantes flutuações do humor e do ânimo em função dos lutos pelas perdas próprias dessa fase: corpo infantil, pais da infância, dependência.

❏ Outros aspectos próprios do desenvolvimento do adolescente:

– a maioria passa a comer vorazmente;

– alguns se tornam meticulosos: comem só produtos naturais ou, ao contrário, produtos de distribuição massificada de alto conteúdo calórico e pouco valor nutritivo;

– alguns passam por pequenos períodos de inapetência;

– alguns que eram organizados e certinhos podem se converter em pessoas descuidadas, desalinhadas, podem tomar atitudes insolentes e ter grandes discussões com os pais quando, por exemplo, eles reclamam da limpeza e organização de seu quarto;

– outros se tornam obsessivamente ordenados e limpos, irritadamente intolerantes quando se mexe em seus objetos;

– uns, calados e reservados, entram sem cumprimentar e se fecham no quarto à chave;

– outros têm explosões de raiva, discussões com os professores, linguagem cheia de gírias, própria da época e dos companheiros de mesma idade, e interesse por dinheiro: ganhar, economizar ou, ao contrário, não dar valor e gastar demais, sem nenhum controle.

Estão buscando o seu modo de ser, diferenciando-se dos pais e irmãos. É uma época de indecisões e contrariedades, até que definam sua individualidade. Dentro de certas medidas, todos esses sentimentos e condutas são aceitáveis. Quando se afastam de determinados padrões e limites, são considerados *fora de controle* e exigem uma tomada de posição firme e decidida por parte da família, dos professores e dos profissionais de saúde envolvidos com o adolescente.

Tarefas do adolescente

São quatro as grandes tarefas atribuídas aos adolescentes:

– adaptar-se às mudanças do próprio corpo;

– adquirir independência dos pais;

– adotar ou adaptar-se aos modelos e estilos de vida propostos pelos companheiros que tenham atingido o mesmo grau de desenvolvimento;

– estabelecer uma identidade psíquica, sexual, moral e vocacional.

Tarefas de acordo com a faixa etária

Didaticamente, divide-se o período da adolescência em três etapas: a precoce, a média e a tardia.

Precoce – dos dez aos quatorze anos

Nesta etapa, os esforços estão dirigidos a:
– habituar-se às modificações do próprio corpo;
– estabelecer independência e separação dos pais ou substitutos e
– livrar-se das amarras da infância (há dificuldades na perda das prerrogativas das crianças).

Média – dos quatorze aos dezessete anos

A maioria já manifestou a puberdade, então:
– procura melhorar sua imagem através da cultura física e do vestuário;
– tende a estereotipar sua conduta, isto é, identifica-se plenamente com o grupo de iguais;
– inicia a busca da própria identidade, de satisfação sexual e de um lugar na sociedade.

Tardia – dos dezessete aos vinte anos

Nesta etapa,

– emergem os valores e comportamentos adultos;

– predomina ou se cristaliza uma identidade estável;

– o relacionamento com o companheiro do sexo oposto torna-se mais estreito, mais íntimo e mais afetuoso;

– há uma busca de viabilidade econômica e estabilidade social;

– há um desenvolvimento elaborado de um sistema de valores;

– expressa suas próprias idéias.

É preciso deixar assinalado que:

– *nenhuma descrição* estereotipada (fixa ou invariável) *se enquadra em todos os adolescentes individualmente*;

– nem todos os adolescentes seguem uma linha definida de desenvolvimento psicossocial sem sofrer alguns períodos de avanço e outros de regressão;

– nem todos os adolescentes passam, irremediavelmente, por uma etapa de turbulência neste período da vida.

> **ALERTA**
> O adolescente que não incomoda, que é muito calado e sozinho (é rejeitado pelos amigos ou colegas) pode estar mostrando sinais de anormalidade. Este deve ser avaliado.

Mudanças no corpo do adolescente

❑ As mudanças nessa etapa obedecem a um grau de complexidade bastante maior do que normalmente se imagina. Por vezes é fácil se habituar a elas, mas o mais comum é haver um período de adaptação, pois nem sempre elas agradam e têm relação direta com a sua identidade psicológica e sexual.

❑ Essa mexida no corpo, involuntária, à qual ele precisa se adaptar, pode representar um grande sofrimento ou, ao contrário, se o adolescente vive num ambiente apropriado, uma oportunidade especial para exercer sua capacidade crítica, deixando entrever um determinado traço ou estilo de sua personalidade.

❑ **Identidade** é a consciência que o indivíduo tem de si mesmo como ser no mundo. (Ver quadro a seguir, p. 28.)

❑ A busca de uma ***identidade sexual*** também é uma tarefa da adolescência e tem a ver com a imagem corporal. À medida que o corpo vai se desenvolvendo e se transformando, o adolescente vai plasmando a imagem definitiva de seu sexo. Como em sua mente já existe uma espécie de "protótipo idealizado" dessa imagem corporal, formado a partir dos valores estéticos que lhe foram transmitidos, via de regra ocorre um conflito entre a imagem "fantasiada", o modelo idealizado, e a imagem "real" do seu corpo em transformação. Essa é a raiz das ansiedades do adolescente com respeito a seus atributos físicos e a desejada capacidade de atrair o sexo oposto, isto é, a vertente somática de seus conflitos na esfera sexual.

❑ É reconhecida a insatisfação dos adolescentes com sua aparência física.

❑ As ansiedades peculiares à adolescência têm sua principal origem na preocupação do púbere com seu desenvolvimento físico, especialmente no que diz respeito aos caracteres sexuais primários e secundários. É comum encontrarmos distorções da imagem corporal expressas em idéias sobre o tamanho do pênis ou das mamas.

❑ As vestes que encobrem todo o corpo são usadas justamente para escondê-lo.

❑ O indivíduo, na reedição do desenvolvimento infantil que ocorre na adolescência, normalmente tem tendência a utilizar o corpo como área de manifestação de tensões emocionais, da mesma forma que o bebê, que reage de corpo inteiro aos estímulos externos e internos.

❑ Por isso, a grande freqüência de sintomas hipocondríacos e manifestações psicossomáticas na adolescência: cefaléias, dores abdominais, tonturas, acne, reagravamento da asma, constipação intestinal, entre outros exemplos.

Crise de dessimbiotização

❑ *Simbiose*, do ponto de vista biológico, significa a associação e vida conjunta de dois seres com benefícios recíprocos. Como exemplo, descreve-se a relação da tartaruga com um microorganismo que se alimenta das substâncias de seu casco e, ao mesmo tempo, faz a limpeza do mesmo, sem a qual a tartaruga acabaria morrendo.

❑ Em psicologia, trata-se de um estágio primitivo do desenvolvimento caracterizado por uma dependência e indiferenciação básica e quase absoluta da criança em relação à sua mãe. Isso ocorre em função da falta de autonomia do bebê.

❑ No desenvolvimento evolutivo da criança, há uma fase pré-simbiótica, ou autista, que se estende do nascimento até os três meses, a qual é substituída pela fase simbiótica propriamente dita, que finaliza aos três anos. Por volta dessa idade é produzida a *separação-indivi-*

duação, que deve vir acompanhada, em condições normais, por um processo similar em seu par simbiótico, a mãe.

❏ Na adolescência, há uma desorganização e ao mesmo tempo, ou com alguma defasagem, uma reestruturação dos vínculos simbióticos. O conflito básico da ***crise adolescente*** é a reelaboração desse vínculo de dependência simbiótica.

❏ Esses vínculos simbióticos podem persistir em certos níveis, mesmo no adulto normal, coexistindo com aspectos mais diferenciados e individualizados da personalidade.

Recriação do vínculo simbiótico – adesão a substitutos

❏ Frente ao risco de perda do vínculo simbiótico na **dessimbiotização**, o indivíduo tenta solucionar o conflito recriando regressivamente a situação simbiótica com substitutos: pessoas ou coisas. Tal seria, por exemplo, a especial afeição a um grupo ou indivíduo extrafamiliar: a "tribo", os amigos íntimos, o par amoroso idealizado. Em ordem similar estariam a intensa e efêmera afiliação ideológica ou religiosa, a vestimenta, o cigarro, as drogas e os medicamentos.

❏ No curso dessa crise elaborativa, aparecem estados de angústia, de despersonalização, sintomas fóbicos, rituais mais ou menos passageiros, alterações do esquema corporal etc.

❑ As alterações do esquema corporal expressam-se com freqüência por condutas hipocondríacas, cujas características mais evidentes são a auto-observação e as queixas em relação a aspectos que lhe desagradam em seu corpo.

Conceitos que não se pode deixar de lado

Segundo Grinberg, o conceito operativo de identidade está formulado a partir das noções dos *vínculos de integração espacial, temporal e social*.

O vínculo de integração espacial está relacionado com a imagem corporal, ou seja, a representação que o indivíduo tem do próprio corpo com características que o tornam único.

O vínculo de integração temporal corresponderia à capacidade do indivíduo de recordar-se no passado e imaginar-se no futuro, ou seja, é a base do "sentimento da mesmidade", que é a capacidade de seguir sentindo-se o mesmo ao longo da vida, apesar do influxo das mudanças que ocorram interna ou externamente.

O vínculo da integração social diz respeito às inter-relações pessoais inicialmente com as figuras parentais e posteriormente com todas as figuras de influência afetiva para o indivíduo no decurso de sua existência.

Na verdade, em virtude das intensas modificações biológicas puberais, o indivíduo se vê obrigado a assistir e sofrer "passivamente" toda uma série de transformações que se operam em seu corpo e, por conseguinte, em seu ego, criando um sentimento de impotência frente a esta realidade.

Querendo ou não, o adolescente é levado a habitar um novo corpo e a experimentar uma nova mente. Isso pode ser vivido de uma forma:

– persecutória (com o corpo ou seus órgãos transformando-se em um depositário de intensas ansiedades paranóides e compulsivas);
– maníaca (com a negação onipotente de toda a dor psíquica que inegavelmente acompanha o processo);
– fóbica (numa fuga que coloca as transformações corporais tão distantes, que nem o próprio adolescente ou seus familiares conseguem mencioná-las). (Outeiral)

Para Freud, referindo-se à questão do corpo e da mente:
– o ego é primeiro e sobretudo corporal, ou seja, deriva das sensações corporais, principalmente das que se originam na superfície. Assim, o ego pode ser encarado como uma projeção mental da superfície do corpo;
– a mente é uma entidade que nasce com as primeiras sensações de prazer e dor;
– o instinto é um fenômeno que tem dupla modalidade de expressão: manifestações fisiológicas em sua fonte somática e fantasias inconscientes em sua fonte psicológica.

Até o início da adolescência/puberdade o corpo protege a criança e o seu psiquismo. Ao iniciarem-se as modificações físicas, o corpo passa a expor o que está ocorrendo no púbere. Mostra as transformações, expõe excitações, rubores, torna-se algo persecutório, pois "dedura" – revela o que se passa dentro dele(a).

Sexualidade

❑ Nesta fase, de acordo com as modificações físicas e a secreção dos hormônios sexuais, o adolescente sente-se estimulado a resolver suas necessidades instintivas, buscando satisfações nas experiências amorosas e genitais. Do ponto de vista físico, está agora capacitado a realizar na sua plenitude as funções orgástica e reprodutiva. Do ponto de vista psicológico, pode usufruir dessas funções para obter prazer e satisfação das necessidades instintivas que, quando bem encaminhadas, levam a um estado de plenitude e realização muito importante para o equilíbrio emocional. O conseqüente bem-estar facilita as relações familiares e sociais.

❑ A *sexualidade* apresenta diferentes manifestações de acordo com as etapas evolutivas da adolescência e o processo de *separação-individuação* dos pais, aperfeiçoando-se à medida que o adolescente se aproxima da maturidade.

Sumariamente:

❑ Na *pré-adolescência*

– a aparência física é pré-puberal, caracterizada por certo grau de aumento de peso, sem outras grandes modificações;

– costuma haver baixo investimento físico e mental na "sexualidade", a obtenção das informações e os mitos provêm dos amigos, da escola e, desde antes, da família.

❑ Na *etapa precoce* **da adolescência** (dez aos quatorze anos)

– inicia-se a maturação física puberal;

– há extremo interesse e curiosidade sobre o próprio corpo e sobre o corpo de seus iguais;

– as fantasias sexuais são freqüentes, podendo servir como motivo de culpa; início da masturbação, que também pode ser acompanhada de sentimento de culpa;

– as relações costumam ser platônicas, sem contato físico, tais como as "intermináveis" conversas ao telefone.

❑ Na *etapa média* (quatorze aos dezessete anos)

– o desenvolvimento puberal está completo ou quase completo, marcado pela menarca no sexo feminino e pela semenarca no sexo masculino;

– é alto o nível de energia sexual com maior ênfase nos contatos físicos;

– o comportamento sexual costuma ser de natureza exploratória e egoísta, buscando tirar proveito das relações; encontros marcados, carícias e relações casuais acompanhadas de relações genitais ou extragenitais (ficar);

– o grande risco nesta fase é a negação das conseqüências do comportamento sexual.

❑ Na *etapa tardia* (dezessete aos vinte anos)

– a maturação física está completa;

– o comportamento sexual costuma ser mais expressivo e menos exploratório, e as relações, mais íntimas e compartilhadas (namoro);

– predomina a escolha de par duradouro com efetiva relação de afeto;

– maior consciência dos riscos das relações sexuais e da necessidade de proteção.

Diferenças dos sentimentos entre os sexos
Nos rapazes: impulsos sexuais separados do amor

❑ Apesar de aparentemente não haver hoje em dia uma grande diferença de conduta entre os sexos, os sentimentos e desejos costumam ter características distintas.

❑ Para os rapazes, os impulsos sexuais são, inicialmente, bastante distintos da noção de amor. O desejo sexual é claramente localizado nos órgãos genitais; é urgente e costuma exigir rápido alívio. Embora um jovem, quando excitado, prefira uma companheira, ele pode achar natural satisfazer-se através da masturbação. As fantasias eróticas fixam-se em atributos físicos específicos como seios, pernas e genitais.

Nas moças: amor e fantasias românticas em primeiro lugar

❑ Para as moças o amor tem prioridade sobre a genitalidade. Apesar de uma posição mais agressiva e atuante das meninas de hoje, poucas experimentam o desejo de forma semelhante à dos rapazes. A maioria das adolescentes costuma ter excitações difusas e não diferenciadas de outros sentimentos. São fantasias de ligações românticas com entrega, impulsos maternais, modificações súbitas no estado de humor. Sentem um prazer especial ao serem penteadas ou ao terem as costas esfregadas. Nem sempre o orgasmo é o objetivo essencial. Normalmente nas meninas a excitação sexual específica deve ser despertada por estimulação direta do corpo, particularmente das zonas erógenas.

❑ De qualquer forma, a realidade atual é a de que as relações sexuais com intercurso genital se iniciam mais precocemente, seja por força de imitação, de pressões dos companheiros, por fuga da masturbação (ainda geradora de muita culpa) ou por uma real mudança nas características comportamentais da mulher.

❏ Os métodos anticoncepcionais permitem uma grande margem de segurança, oferecendo maior liberdade à mulher. Entretanto, é alarmante o número de gestações não desejadas na adolescência e o aumento da incidência de doenças transmitidas por contato sexual. Isso se deve à grande ignorância sobre a forma e a função do aparelho reprodutor, aos preconceitos em relação aos processos contraceptivos e o mau uso deles; e também ao fato de que tanto a menina quanto o rapaz por vezes duvidam de sua fertilidade, e, inconscientemente, pretendem prová-la.

O desempenho dos pais e a função da escola

❏ Os **pais** devem sair com urgência de suas posições de placidez e perplexidade e preparar-se para educar seus filhos, abrindo vias de comunicação com eles.

❏ Devem tratar da importância de um bom relacionamento sexual, dos meios anticoncepcionais e da proteção contra doenças sexualmente transmissíveis, sob pena de verem seus filhos envolvidos em abortos clandestinos ou complicações infecciosas, de conseqüências às vezes danosas, pela possibilidade de causar infertilidade.

❏ Não é pouco comum que, premidos por convenções sociais ou por convicções morais ou religiosas, os pais assumam a responsabilidade da manutenção do jovem casal, quando não da criação do neto.

❏ As **escolas**, por seu lado, precisam estruturar um plano e preparar orientadores com a finalidade de complementar as informações sobre a sexualidade já proporcionadas pelos pais.

❏ Como, inevitavelmente, a mais importante fonte de informações dos adolescentes são seus companheiros, é necessário envolver os jovens na educação para a saúde. Sabe-se que em centros mais avançados várias escolas experimentaram, com sucesso, programas de instrução de jovens em assuntos que abrangiam não somente a sexualidade, mas também o relacionamento entre companheiros, problemas de família e motivação acadêmica.

Nutrição

A adolescência é um período de grande crescimento e desenvolvimento, por isso durante essa fase ocorrem muitas alterações fisiológicas que criam necessidades nutritivas especiais.

❏ Deve-se levar em conta que os nutrientes, nesse período, servem não só para o crescimento em estatura e aumento da massa corpórea, mas, especialmente, para satisfazer a maturação dos órgãos e os gastos com a atividade física. E dependendo de suas características ambientais e psíquicas, o jovem será mais ou menos voraz.

❏ Por isso existe uma especial preocupação com o adolescente esportista e com aquele que tende à obesidade.

❏ Sabe-se que as crianças mais altas e mais pesadas entram na puberdade mais cedo do que as mais baixas e mais leves.

❏ Uma dieta inapropriada pode retardar o crescimento e a maturidade sexual.

❏ Para o menino, em média, o desenvolvimento puberal começa em torno dos doze anos de idade, com uma velocidade máxima de crescimento em estatura em torno dos quatorze anos.

❏ As meninas iniciam seu desenvolvimento puberal entre os oito e os dez anos e atingem a velocidade máxima de crescimento em estatura em torno dos doze anos de idade.

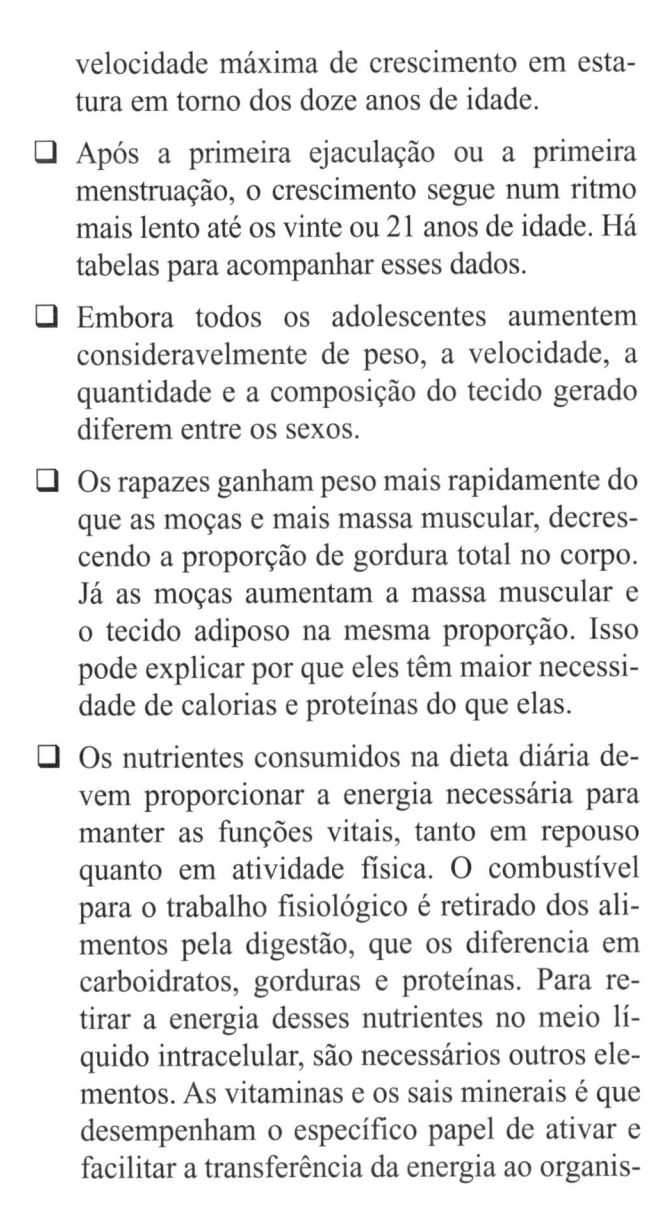

❑ Após a primeira ejaculação ou a primeira menstruação, o crescimento segue num ritmo mais lento até os vinte ou 21 anos de idade. Há tabelas para acompanhar esses dados.

❑ Embora todos os adolescentes aumentem consideravelmente de peso, a velocidade, a quantidade e a composição do tecido gerado diferem entre os sexos.

❑ Os rapazes ganham peso mais rapidamente do que as moças e mais massa muscular, decrescendo a proporção de gordura total no corpo. Já as moças aumentam a massa muscular e o tecido adiposo na mesma proporção. Isso pode explicar por que eles têm maior necessidade de calorias e proteínas do que elas.

❑ Os nutrientes consumidos na dieta diária devem proporcionar a energia necessária para manter as funções vitais, tanto em repouso quanto em atividade física. O combustível para o trabalho fisiológico é retirado dos alimentos pela digestão, que os diferencia em carboidratos, gorduras e proteínas. Para retirar a energia desses nutrientes no meio líquido intracelular, são necessários outros elementos. As vitaminas e os sais minerais é que desempenham o específico papel de ativar e facilitar a transferência da energia ao organismo. O conjunto desses processos é chamado **metabolismo**.

❏ É muito difícil definir as quantidades de nutrientes para suprir as necessidades dos indivíduos. Sem os exageros ou a insuficiência alimentar de causas metabólicas, psíquicas ou ambientais, o ideal seria permitir ao adolescente comer de acordo com o seu apetite.

❏ As necessidades energéticas variam de acordo com o período de crescimento e com a atividade física desenvolvida. Os adolescentes inativos podem se tornar obesos, mesmo que sua ingestão esteja abaixo das quantidades recomendadas, enquanto que os extremamente ativos, com uma alimentação dentro dos padrões considerados normais, não raro ficam aquém de suas exigências reais.

❏ Investigações feitas com cinco mil crianças e adolescentes americanos, entre os sete e vinte anos, mostraram que as moças consumiam mais energia entre os doze e treze anos (2.550kcal/dia).

– A partir dos dezoito anos, a ingestão declinava em aproximadamente 300 kcal.

– Nos rapazes, a ingestão média subia regularmente até os dezesseis anos (3.470kcal/dia) e a partir daí decrescia, até os dezenove anos, em aproximadamente 500 kcal/dia.

- **A anemia é relativamente freqüente nessa fase devido à maior necessidade de ferro** (18mg/dia). Recomenda-se o consumo de carne, feijão, legumes verdes, cereais enriquecidos com ferro, amêndoas, passas e outras frutas secas. Os alimentos ricos em *vitamina C* (frutas cítricas) melhoram a absorção do ferro desses alimentos.

- Há tabelas bem organizadas para conhecer as necessidades diárias de todos os elementos orgânicos.

- *Todos os nutrientes são necessários.*

- As dietas de inanição ou de reduzida ingestão de carboidratos resultam em déficit de proteínas e, conseqüentemente, em perda de tecido magro (músculos). Isso é um problema sério, por exemplo, no mundo da moda, porque estão exigindo demasiada magreza dos modelos, especialmente do sexo feminino, para que se mantenham na ativa e com sucesso. É um verdadeiro crime que se comete: esses jovens perdem a oportunidade de fazer a reserva nutricional necessária para o seu bom desenvolvimento físico e mental.

- Além disso, o tecido adiposo é importante no desempenho sexual, porque sem ele a vagina perde a tonicidade e a sensibilidade da região fica prejudicada.

- A principal função dos ***carboidratos (açúcares)*** é prover um suprimento contínuo de energia.

- Os açúcares não utilizados são transformados em glicogênio que fica estocado nas células, para posterior utilização. Esgotada a capacidade de estocagem de glicogênio, os açúcares excedentes são prontamente convertidos em gordura, que se armazena no tecido adiposo subcutâneo.

- Quando uma pessoa consome excesso de calorias em relação aos seus gastos, aumenta o conteúdo de gordura no corpo.

- Os minerais que mais podem fazer falta para o adolescente são o ***cálcio***, o ***ferro*** e o ***zinco,*** porque as necessidades desses três elementos aumentam substancialmente durante o estirão; o cálcio, para o aumento da massa esquelética, o ferro, para a expansão da massa muscular e do volume sangüíneo, e o zinco, para a geração do tecido esquelético e muscular.

- A quota diária necessária de cálcio é de 1.200mg. Isso só pode ser suprido com a ingestão diária de produtos lácteos (leite, queijos, iogurte etc.).

- Sabe-se, atualmente, que o zinco é essencial para o crescimento e a maturação sexual. As necessidades diárias desse elemento para um adolescente giram em torno de 15mg.

Consideram-se a carne, os frutos do mar, os ovos e o leite as fontes mais ricas em zinco.

❏ As necessidades diárias de *vitaminas*, habitualmente supridas pela alimentação comum do adulto, também têm um aumento na adolescência. Deve-se, portanto, consultar um especialista no assunto que possa fazer recomendações dietéticas específicas para melhorar a ingestão delas ou, por vezes, indicar produtos industrializados que tenham o mesmo valor dos elementos naturais.

Lanches também podem ser boas fontes de nutrientes

❏ Atualmente, em razão das modificações dos hábitos familiares, das tarefas escolares ou do trabalho, é comum que o adolescente desenvolva hábitos alimentares indesejáveis: refeições omitidas, lanches inadequados entre as refeições e fora de casa. O desjejum e o almoço parecem ser as refeições mais comumente esquecidas ou incompletamente satisfeitas.

❏ Tradicionalmente, acredita-se que os lanches impróprios e fora de hora apenas desestimulam o apetite para as refeições regulares e, além disso, fornecem pouco conteúdo nutritivo. Sabe-se, entretanto, que é difícil modificar esses hábitos, e como os lanches entre as refeições podem representar uma significativa contribuição para a ingestão nutritiva total do adolescente, **devem ser** corrigidos e **transformados em fontes de nutrientes apropriados.**

- Queijos, biscoitos de grão integral, oleaginosos, sementes, frutas secas, sucos de frutas, iogurte e legumes crus são **lanches nutritivos** e fáceis de preparar.

- Doces, biscoitos e todos os açucarados são **alimentos pobres** em vitaminas, minerais e proteínas e ricos em açúcar e gordura.

- Quando o adolescente tem muita atividade física, leva a vantagem de consumir a maior parte das calorias adquiridas nos lanches como energia para os exercícios e aproveita os nutrientes das refeições mais bem balanceadas para o seu crescimento e maturação orgânica.

- *Em geral, os alimentos de preparo rápido são insatisfatórios.* Se forem *suplementados* com frutas secas e legumes, utilizando-se o leite em vez de refrigerantes e reduzindo-se as frituras, pode-se melhorar razoavelmente o suprimento nutritivo.

- As *dietas vegetarianas*, cada vez mais populares, em geral não suprem todas as necessidades nutritivas do adulto. Indivíduos muito ativos têm problemas para ingerir a quantidade de calorias suficientes aos seus gastos. Para o adolescente, sem dúvida, *há necessidade de adicionar leite e derivados* a fim de suprir as quotas indispensáveis de cálcio e fósforo (leite, queijo, creme, iogurte). Acrescentando-se os *ovos,* fica garantida a ingestão de proteínas de alta qualidade. *Melhor, portanto, é a dieta lacto-ovo-vegetariana.*

❑ Depois de todas essas considerações, é fácil compreender a necessidade de se observar o jovem: suas condições físicas, seus hábitos para poder cuidar de seu regime alimentar e de tudo que se relaciona ao suprimento das suas necessidades nutritivas.

❑ Deve-se ficar alerta à prevenção da obesidade através da adequação entre a ingestão calórica e os gastos energéticos.

Quando se fala em nutrição, não se pode deixar de lembrar a quantidade de crianças do mundo inteiro que, tendo conseguido sobreviver às inúmeras causas de mortalidade infantil, promovidas essencialmente pela miséria e pelo abandono, têm que enfrentar o estirão da puberdade sem os mínimos requisitos para um bom desenvolvimento.

Obesidade

❑ A **obesidade** pode ser definida como um excesso nas proporções de gordura do corpo. Resulta sempre de um desequilíbrio entre a quantidade de calorias ingeridas e o gasto de energia necessário para suprir as atividades diárias.

❑ Quando a ingestão calórica excede às necessidades do indivíduo, o excesso é armazenado sob a forma de gordura.

❑ A **fome** e a sensação de **saciedade** são percebidas de formas distintas pelo indivíduo. A sensação de fome é regulada pelo metabolismo (utilizando determinados vetores químicos que chegam ao cérebro por via sangüínea). Já a sensação de saciedade, ela precisa ser aprendida. E isso ocorre mais propriamente nos primeiros dois anos de vida. (Ver *Filhos sadios, pais felizes*, L&PM Pocket, vol.562)

> **Algumas mães não esperam os sinais de fome de seu bebê. Ele pode sugar quanto quiser (excessivamente) e a qualquer momento. Isso pode levar à sobrecarga alimentar, e a criança perde a oportunidade de adquirir a sensação de saciedade.**

- Aí se encontram as bases dos transtornos do apetite (anorexia e excesso de apetite – obesidade).

- A **obesidade** pode ser **exógena**, predominante na adolescência (95%), ou **endócrina** (genética), cujos portadores costumam ter baixa estatura.

- Durante a adolescência, no sexo feminino, o tecido gorduroso chega a ser cinqüenta por cento maior em relação à massa muscular do que no sexo masculino.

- Ao medir a gordura total do corpo, costuma-se usar as proporções entre peso e estatura, de acordo com a idade, para se estabelecer a normalidade ou o excesso.

- O chamado índice de massa corpórea é um bom método para medir a gordura total do corpo [***IMC*** = peso em quilogramas ÷ altura em m^2], quando associado à medida da espessura da prega cutânea na porção posterior do braço (triceptal) e em algumas outras regiões do corpo (abdome e tórax). Os resultados comparados com os números de uma tabela específica podem dar uma idéia mais precisa da quantidade e da localização predominante da gordura.

Sobrepeso			Obesidade	
Idade	Sexo		Sexo	
	feminino	masculino	feminino	masculino
2-7	17,5	18	20	20
7,5-10	19	19	22	22
10,5-14	21,8	21,4	26,8	26
14,5-17,5	24	24	29	29
18	25	25	33	30

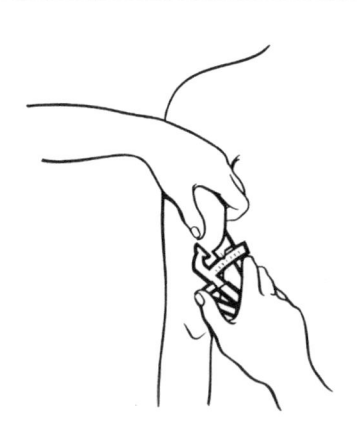

- *Não esqueçamos que o aumento da massa muscular pode ocasionar aumento de peso sem haver aumento da gordura.*

- Não há dúvidas de que a obesidade é prejudicial à saúde e constitui, quase sempre, uma desvantagem social. A experiência clínica e os estudos epidemiológicos demonstram a grande incidência de problemas cardíacos e vasculares, hipertensão, problemas digestivos e metabólicos secundários e diabetes como causas de doenças mais graves e até de mortalidade precoce nos obesos. São freqüentes também problemas nos ossos, nas articulações e na pele e um maior número de complicações em casos de cirurgia.

Os cuidados devem começar na gravidez

❑ Na verdade, o excesso de alimentação não é a única causa do progressivo aumento de peso. Fatores genéticos, razões psicológicas e sociais e pouca atividade física são também importantes causas do intenso armazenamento de gordura. (É relativamente fácil observar como um magro se mobiliza rapidamente para a realização de uma tarefa, enquanto um gordo sempre encontra uma forma "econômica" de realizá-la).

❑ Há duas maneiras de aumentar o tecido adiposo (gorduroso): pelo enchimento das células já existentes (hipertrofia) e pelo aumento do número total de células (hiperplasia). O grande problema é que, em qualquer programa de redução de peso, pode-se conseguir que as células encolham, tornando-se menores mesmo do que as das pessoas que nunca foram obesas; entretanto, não se obtém diminuição do número delas.

❑ São quatro os períodos críticos nos quais o número de células adiposas aumenta significativamente: o primeiro é quando o feto está ainda no útero, durante o último **trimestre da gestação**, o segundo é durante o **primeiro ano de vida**; o terceiro ocorre **em torno dos cinco anos** de idade, e o quarto, no **período que antecede a puberdade**, durante a adolescência (correspondem aos estirões de crescimento). Na idade adulta parece ser excepcional o aumento do número de células adiposas, a não ser num indivíduo moderadamente obeso que se torne muito mais gordo.

❑ Supõe-se que os grandes recursos preventivos ao aumento demasiado do número de células adiposas no organismo sejam: durante a gravidez, os cuidados nutritivos da mãe, depois, os cuidados alimentares do bebê – incentivando a amamentação, evitando formas lácteas altamente calóricas e impedindo a introdução precoce de alimentos sólidos, em resumo, controlando o peso. Na adolescência, deve-se aproveitar a fase de grande aumento corpóreo para estimular o desenvolvimento do tecido muscular ao invés do desenvolvimento do tecido adiposo.

❑ Toda a ênfase dada aos aspectos preventivos da proliferação de células adiposas durante o crescimento tem uma razão, facilmente constatável: é muito penoso corrigir a obesidade que se instala desde a infância e que segue através do estirão puberal.

- O indivíduo que engorda depois de se tornar adulto consegue se manter num programa de redução de peso com mais facilidade do que aquele é gordinho desde a infância.

- *A atividade física iniciada precocemente e praticada durante todo o período de crescimento inibe a formação de novas células adiposas. É possível que a introdução de um adequado programa dietético associado aos exercícios, entre os cinco e os doze anos de idade, previna tanto a multiplicação das células adiposas quanto o enchimento delas, evitando, assim, a obesidade.*

O exercício físico associado a uma redução alimentar pode ajudar a reduzir o peso

- Mesmo realizado com intenso vigor, o exercício físico não consegue, isoladamente, apesar do aumento dos gastos calóricos, resolver o problema do excesso de gorduras.

- Será sempre necessário associar a ele a redução de ingestão alimentar.

- Os exercícios têm ação sobre o hipotálamo, a região do cérebro onde se localiza o centro do controle do apetite, portanto, auxiliam na redução da ingestão alimentar por dois mecanismos: agindo diretamente sobre os centros cerebrais e ao modificar o comportamento.

- Isso implica melhora do humor e da auto-imagem, necessidade de organizar as atividades e as refeições para a execução dos exercícios, entusiasmo com as transformações físicas etc. Contribui, ainda, com o aumento dos gastos calóricos e a conseqüente redução do teor de gordura nos tecidos.

- Na adolescência, a obesidade preocupa tanto nos aspectos da saúde física quanto em relação aos problemas psicossociais:

    – num período da vida em que o indivíduo está preocupado com sua imagem e busca maior interação social, a obesidade pode trazer-lhe muitas dificuldades;

    – os obesos são freqüentemente discriminados tanto pelos adultos quanto pelos companheiros;

    – isso pode redundar em sentimentos de rejeição, baixa auto-estima, tédio e depressão. O isolamento social, a inatividade e o estado de depressão, por sua vez, tendem a aumentar a vontade de ingerir alimentos e isso mantém ou agrava a obesidade. Torna-se difícil romper esse círculo vicioso.

Sem persistência é difícil obter bons resultados

- Não é fácil obter bons resultados no tratamento da obesidade. Para isso o programa deve incluir ***planejamento dietético apropriado, esquema de exercícios, psicoterapia e cuidados com a*** *família,* porque é indispensável a modificação da conduta familiar e a ajuda de todos os membros da família.

- ❏ O tratamento deve ser, portanto, multidisciplinar: nutricionista, professor de educação física, médico pediatra ou hebiatra (médico de adolescentes) e psicólogo e/ou psiquiatra.

- ❏ Como é desaconselhável para o adolescente em crescimento uma intensa restrição calórica, a dieta precisa ser bem balanceada. A atividade física deve ser realizada permanentemente e deve estar enquadrada no novo estilo de vida do adolescente que pretende deixar de ser obeso.

- ❏ Os inícios, interrupções e reinícios nessa idade são extremamente prejudiciais, tanto do ponto de vista físico quanto psicológico. Por isso, há necessidade de insistência por parte da família e do médico, para que o jovem não esmoreça e cumpra rigorosamente o programa.

- ❏ Vale a pena utilizar toda a espécie de estímulos para obter o engajamento do adolescente, pois os primeiros resultados favoráveis serão motivo suficiente para entusiasmá-lo a prosseguir.

Grupos de auto-ajuda

- ❏ Tratar a obesidade em **grupos de auto-ajuda** é uma ótima maneira de obter bons resultados no reconhecimento da doença e de mudar de hábitos.

- Os grupos devem respeitar as faixas de idade conhecidas: dez aos quatorze, quatorze aos dezessete e dezessete aos vinte anos, pois os indivíduos assim reunidos costumam funcionar de maneira muito semelhante.

- A experiência em grupo estimula a autonomia. Com o crescimento e a evolução, *o grupo* de adolescentes *da primeira fase* tende a falar mais livremente de suas relações com os amigos e com a família e a se ajudar mutuamente quando eles encontram dificuldades no esforço para emagrecer. O clima tende a permanecer alegre, com algumas competições do tipo "vamos ver quem emagreceu mais?".

- *O grupo* de *adolescentes intermediários* costuma lutar para adquirir autonomia e independência, porém de uma forma mais concreta e viável, pois já têm condições naturais de desenvolvimento e maturação para obter esse progresso. Paralelamente à perda de peso, ele pode fazer tudo o que deseja, conquistando os limites do próprio corpo, já tendo condições de suportar frustrações. O grupo ajuda na conscientização das capacidades individuais, incentiva uma vida mais livre de inibições, apesar da obesidade, e ensina a lidar com as regras e evitar os riscos. Observa-se que dentro do grupo de apoio ao emagrecimento o indivíduo é capaz de conter as angústias, tolerar frustrações e resolver seus problemas, muito além da obesidade.

- O *terceiro grupo* é o de adolescentes que vivem a etapa tardia ou final, dos dezessete aos vinte anos de idade. A maioria está na faculdade, alguns já têm algum tipo de trabalho e lidam com o seu próprio dinheiro. São jovens que buscam a reeducação alimentar de uma forma bem madura e já não esperam milagres. A maioria passou durante sua vida por dietas rígidas que nada ajudaram no controle da obesidade. São capazes de não ter pressa para mudar. Essa característica, que somente é adquirida com a maturidade e a experiência, é fundamental no processo de reeducação alimentar.

- O tratamento da obesidade com o uso de **medicamentos** não justifica o risco-benefício.

- Os anorexígenos clássicos apresentam uma ação sobre o Sistema Nervoso Central (SNC) que não seria adequada a crianças e adolescentes. Mesmo nos adultos os efeitos indesejáveis limitam o tratamento.

- Tem havido muito abuso por parte de vários médicos, que organizam receitas verdadeiramente inacreditáveis: diuréticos, estimulantes do SNC associados a tranqüilizantes, hormônio da tireóide e outras drogas que não vale a pena comentar.

- Nos casos de hipertensão e diabetes, justifica-se o uso de medicamentos para minimizar os problemas decorrentes dessas doenças.

Exercício físico

Neste capítulo vamos tratar do exercício físico relacionado às pessoas em geral e depois, mais especificamente, ao adolescente. O nosso objetivo é demonstrar a importância da prática do exercício para os pais não só para a sua saúde pessoal, mas para que seus filhos convivam e tenham como modelo indivíduos saudáveis.

❑ Está absolutamente comprovado que o exercício físico é ***indispensável*** para uma boa qualidade de vida: bom metabolismo, boa capacidade coração/pulmão, enfim, boa *performance* física e mental.

❑ Vêem-se cada vez mais pessoas caminhando ou correndo nas ruas e nos parques. As quadras esportivas dos clubes, quase sempre ocupadas, estão aí a demonstrar a grande mudança de hábitos e orientação de vida promovida a partir da divulgação das experiências dos estudiosos do assunto e, sem dúvida alguma, com o conhecimento das idéias de Cooper.

❑ Mas há **exageros**. Têm sido descritos acidentes fatais por excesso ou inadequação dos exercícios.

❑ A grande maioria desses acidentes se dá com indivíduos que tiveram graves problemas de saúde no passado, diagnosticados ou não, e que realizam esforços acima de sua capacidade e, em geral, sem avaliação prévia (exame clínico e prova de esforço, com aconselhamento aos exercícios recomendáveis); em pessoas cuja idade exige um controle periódico; em indivíduos com hábitos desregrados, sem condicionamento adequado, competidores fanáticos, que chegam à exaustão ou à falência do sistema cardiovascular.

❏ Não se pode deixar de mencionar, também, a existência dos problemas ósseos, tendinosos e musculares decorrentes do mau preparo físico, da impropriedade de certas manobras, da labilidade de alguns e dos acidentes ocasionais.

❏ Para isso, entretanto, há sempre possibilidade de aconselhamento apropriado. Em nosso país há centros de avaliação bem organizados e com pessoal especializado, nos quais se pode receber orientação e fazer controles periódicos.

> **O exercício é o remédio que mantém um número incontável de pessoas vivendo mais felizes. Porém, como todos os remédios, deve ser usado de acordo com a prescrição do médico.**

❏ Uma **regra básica é evitar-se a extenuação**. Os esforços intensos, no início de um programa de exercícios regulares não somente são perigosos como também desvirtuam a finalidade fundamental deles. Em vez de sentir-se fisicamente vigoroso, o indivíduo tende a sentir-se cronicamente cansado. O exercício físico deve proporcionar prazer e bem-estar ao esportista ou atleta e não cansaço.

❑ O bem-estar produzido pelo exercício nos indivíduos bem-condicionados tem sido atribuído às ações de substâncias endógenas (produzidas pelo próprio organismo), denominadas endorfinas, que seriam ao mesmo tempo sedativas e moderadamente euforizantes.

> **Correr é uma forma de a pessoa conversar consigo mesma, olhar um pouco para dentro. Pensar. Quem corre, corre com os seus pensamentos.**

❑ Os corredores são verdadeiros viciados no exercício. Se por motivo imperioso precisam parar de correr por algum tempo, sentem a mesma sensação da abstinência: um desejo muito forte de voltar a correr, de manter seu condicionamento, de sentir o bem-estar pós-exercício.

❑ Segundo Kenneth H. Cooper, conforme a idade avança há um decréscimo da atividade cardiopulmonar.

❑ O benefício dos exercícios aeróbios reflete-se na melhora do desempenho da função cardiorrespiratória, além de retardar o processo de envelhecimento.

❏ O importante, contudo, é respeitarem-se as **recomendações para as diferentes faixas etárias**:

a) Até os trinta anos, a menos que apresente problema de ordem médica, o indivíduo pode ingressar em qualquer programa de exercícios aeróbicos, tais como corrida livre, corrida estacionária, natação, ciclismo e outros. Deve apenas selecionar o tipo que mais o agrade.

b) Entre os trinta e os cinqüenta anos, ainda estará apto aos exercícios aeróbios. Impõe-se a aprovação médica aos exercícios mais rigorosos.

c) Entre os cinqüenta e os 59 anos, é aconselhável o início do programa com caminhada. Somente após terem sido atingidas as condições de aptidão, dosadas pelas tabelas de condicionamento físico do programa de andar, é que deve ser considerado o programa de corrida livre ou estacionária, ou, ainda, qualquer esporte competitivo, como basquete, vôlei e outros.

d) Após os sessenta anos de idade, mesmo gozando de boa saúde, o indivíduo deve evitar a corrida livre ou estacionária e afastar-se dos esportes vigorosos e competitivos. Nadar, andar e pedalar na bicicleta ergométrica são os exercícios aconselhados. Entretanto, se até então vinha se exercitando regularmente, conservando sua forma física e mantendo sua capacidade aeróbia, seguramente poderá participar da corrida livre ou estacionária.

- No período da **adolescência,** são muito grandes as diferenças de nível de desenvolvimento, de maturação orgânica e de compleição física nas várias idades.

- É só compararmos um adolescente de treze anos, ainda impúbere, com um jovem de dezoito anos para percebermos essas diferenças.

- Torna-se óbvio, portanto, que os programas de exercício atendam às mais variadas solicitações e, conseqüentemente, sejam ajustados ao estado de evolução do jovem.

- O objetivo é o desenvolvimento harmônico das capacidades físicas próprias de cada etapa, levando em consideração as tendências psicológicas e a variabilidade da conduta.

- Na fase inicial da adolescência ou mesmo na pré-adolescência, deve haver uma preocupação com a aquisição de habilidades e capacidades básicas, bem como em despertar o interesse para a atividade esportiva continuada.

- O objetivo não é só ocupar as horas de lazer, mas, especialmente, preservar a saúde.

- Na juventude, o exercício não deve se restringir apenas ao aperfeiçoamento da capacidade funcional dos praticantes, pois o esforço físico bem dosado contribui efetivamente para o crescimento (estatural), a aprendizagem motora, o desenvolvimento psicológico e social, a saúde, a habilitação e a reabilitação físicas.

- Como a prática de exercícios exige determinados cuidados com o sono e a alimentação, como obriga à parcimônia na ingestão do álcool e praticamente inviabiliza o hábito do fumo, ela exige disciplina. É, portanto, uma atividade muito útil e apropriada a essa fase da vida. Além do quê, proporciona a sensação de bem-estar e o vigor físico necessários para ultrapassar as dificuldades próprias dessa idade.

- Também serve para colocar limites!!! Coisa tão difícil de ser encarada, tanto pelos filhos quanto pelos pais.

- O melhor exercício é aquele que mais agrada. Alguns jovens têm necessidade de melhorar sua "imagem" e por isso preferem a musculação, o halterofilismo (levantamento de peso) ou o remo.

- Seria mais lógico prepará-los para essas atividades através de um exercício aeróbio (corrida, natação, ciclismo) para que, além do óbvio benefício dele decorrente, ficassem mais dotados para os exercícios com **halteres**.

- A *idade* mais apropriada para os exercícios que requerem grandes esforços, como o *remo* e o *halterofilismo*, seria aquela em que não houvesse perigo de interferência no crescimento e no desenvolvimento dos órgãos: *a fase final da adolescência*, portanto.

- É sempre útil um período de recuperação de 48 horas após o exercício, portanto, o ideal é a prática três vezes por semana.

- O apetite diminui durante e logo após a atividade física intensiva, por isso faz-se necessário um pequeno período de repouso para que o retorno da fome permita uma alimentação apropriada.

- A fadiga prejudica o rendimento intelectual, portanto, as sessões de educação física realizadas antes ou entre as aulas são inoportunas. Melhor seria o período final da jornada escolar.

- Nesse aspecto, deve-se atentar para o horário dos exercícios físicos escolares, que deveriam ser programados respeitando os fenômenos decorrentes dos processos digestivos e a necessidade de um certo grau de repouso para o reinício das atividades intelectuais. É difícil concentrar-se em cálculos matemáticos, por exemplo, com o corpo suado e com a mente excitada pela atividade física intensiva ou pelo estímulo causado por uma competição, um jogo de vôlei, de basquete ou de futebol.

- As atividades físicas intensas devem ser iniciadas pelo menos quatro horas após uma grande refeição. Para lanches e refeições leves é suficiente o período de uma hora e meia a duas horas. Não custa orientar os alunos para que, nos dias de educação física, façam lanches bem reduzidos duas horas antes das aulas.

- Por isso, insistimos, os melhores horários para as aulas de educação física, treinamento físico ou esportivo são os finais dos períodos da manhã ou da tarde. Melhor ainda quando são colocados fora do horário das atividades intelectuais. Por exemplo: aulas normais de manhã e exercícios físicos à tarde, duas a três vezes por semana, ou vice-versa.

- O repouso não significa necessidade de deitar, mas apenas "desativar", isto é, sentar à sombra, conversar, tomar algum líquido, caminhar etc. Depois de uma hora, aproximadamente, o indivíduo deve estar inteiramente refeito e apto para retomar as atividades habituais. No caso de não ser possível acomodar os horários sugeridos anteriormente, recomenda-se tomar uma ducha e trocar de roupas após os exercícios, se possível, e um período de trinta minutos de relaxamento antes do reinício das aulas.

- Os professores de educação física devem levar a sério suas responsabilidades e, com autoridade, devem estabelecer tais regras. Se há médico escolar, isto se torna mais fácil. As direções das escolas devem dar atenção às sugestões dos professores e médicos nesse particular.

❑ Outro aspecto a considerar é o clima. No Sul do país, às vezes tem-se temperaturas de quarenta graus no verão alternadas com dias muito frios (o mesmo ocorrendo na primavera e no outono), o que leva a verdadeiros absurdos. Vê-se a obrigatoriedade de atividades físicas nas horas mais quentes do dia, com riscos de acidentes graves de saúde, sem a medida preventiva de trocar essas atividades para as horas mais amenas ou para ambientes cobertos, abrigados dos raios solares e com boa ventilação. Por outro lado, em dias de baixas temperaturas, vêem-se crianças e jovens de calções curtos, tiritando de frio, proibidos pelo professor de iniciarem suas atividades protegidos por um abrigo esportivo. O resultado disso tudo é quase sempre o aumento da incidência de infecções respiratórias que acabam obrigando o jovem a se afastar da sala de aula e das atividades físicas por muitos dias.

❑ A formação de hábitos, o aprendizado do bom senso, a noção de justiça e o exemplo dos professores são parte integrante da educação que se deseja oferecer à criança e ao jovem.

- À escola não cabe somente desincumbir-se de obrigações curriculares. O exercício físico, dentro de padrões adequados, respeitando uma série de pré-requisitos, ajuda na educação e na formação de indivíduos mais sadios física e psicologicamente.

- Cabem ainda algumas considerações a respeito de bebidas hidratantes e energéticas, que podem ser úteis, necessárias e, portanto, aconselháveis: infelizmente, elas têm sido um dos canais que se abriram para a comercialização de produtos maléficos, pois servem para despistar o tráfico de substâncias tóxicas, "drogas", e fórmulas com alguns excessos para melhorar a *performance*.

- Outra questão que deve ser esclarecida aos jovens, e mesmo aos adultos, é o uso de hormônios anabolizantes, que estimulam e promovem o crescimento da musculatura. Eles são contra-indicados, prejudicam o organismo e podem levar, depois de algum tempo, a um estado de miserabilidade orgânica completa.

- Tem-se feito palestras e demonstrações nas escolas, e a imprensa tem procurado dar cobertura (ainda muito tímida) a uma verdadeira campanha contra o uso dessas substâncias, mas a notícia é de que continuam sendo largamente utilizadas.

Educação na família

- A **educação** é um processo de alta complexidade que deve atender às necessidades do indivíduo, de acordo com a etapa do seu desenvolvimento, e que se promove através do calor afetivo, da aprendizagem e do ajustamento social.

- **A educação** tem muito a ver com a *formação da personalidade*. O indivíduo copia os modelos dos pais, depois dos professores e de outras figuras importantes para ele, como tios ou primos mais chegados, adaptando-os internamente até que crie uma *identidade própria*. "Eu sou assim."

- Os conteúdos pedagógicos teóricos adquiridos na escola e na universidade são valiosos para os estudiosos do assunto e para os debates entre educadores, mas pouco servem aos pais, pois não envolvem o calor afetivo que deve predominar na sua tarefa.

- A **educação** está diretamente ligada à **cultura** e, como tal, passa de pai para filho, de geração a geração, adaptando-se de acordo com as modificações e pressões sociais.

Família

- A família é mais do que o conjunto dos seus componentes, é um organismo com leis próprias que configuram uma estrutura estável. Tem suas perspectivas particulares sobre saúde e doença, mas precisa ser flexível para se adaptar às mudanças.

❑ Ela funciona como uma unidade política e econômica de produção, distribuição e consumo.

❑ A **cultura familiar** sofre influência de vários fatores, dentre eles:

– o nível socioeconômico;

– a cultura de origem (incluindo etnias dos bisavós, dos avós e dos pais);

– a religião, que ainda tem papel importante, apesar da absurda poluição de crenças que mais exploram as pequeníssimas reservas das famílias do que as ajudam a se reestruturarem e manterem o equilíbrio;

– a localidade de origem e residência atual;

– o comportamento de cada membro da família ou do conjunto de seus componentes.

> **Quando na família predominam a pobreza e o desemprego, os seus membros devem estreitar e reforçar os vínculos comunitários por meio de uma ação solidária, ou correm o risco de enfraquecer e a família acaba sendo levada a uma rápida desintegração.**

- A *educação* como um processo que acompanha o crescimento e o desenvolvimento do indivíduo e promove sua inserção no meio social, portanto, *tem tudo a ver com a família*.

- Isso quer dizer que ela não começa na escola, mas no lar, desde o nascimento, ou mesmo na concepção, quando o casal já cria uma expectativa, esboçando uma imagem física e delineando um destino provável ao filho.

- Depois disso, quando o bebê nasce, no contato com a mãe, na formação de hábitos e na dessimbiotização e inserção social, com a participação da figura paterna, integrando-o primeiro à estrutura familiar para que depois possa se adaptar ao meio onde vive.

- Continua pela pré-escola e na escola formal e aperfeiçoa-se a cada nova experiência e a cada degrau da evolução do indivíduo.

Tipos de família de acordo com a sua estrutura

- Já predominou a família de parentesco extenso, todos sob o mesmo teto, pais, filhos, tios e avós. (Ver *Filhos sadios, pais felizes*, L&PM Pocket, vol.562)

- Atualmente domina a *família nuclear*, composta de mãe, pai e algumas crianças, sem a inclusão de outros parentes.

❑ Para esse tipo de família, há maior necessidade da educação pública de massa, que tem função humanizante e progressista: as crianças começam a escola cada vez mais cedo, o ano letivo torna-se cada vez mais comprido, e o número de anos de ensino desde o pré-primário até a pós-graduação fica cada vez maior.

Funções básicas da família

❑ O desenvolvimento contínuo dos pais, preservando a sua saúde física e mental.

❑ Criar filhos autônomos e saudáveis.

Pode-se entender melhor a **dinâmica familiar** por meio da análise dos seguintes **parâmetros**:

– Natureza da relação do casal (vital/desvitalizada e conflituada);

– Tipo de divisão do poder entre o casal (divisão igual/negociada/conflituosa/patológica tipo dominação/submissão ou fusão);

– Padrão de comunicação familiar (existe um porta-voz/uns falam pelos outros, usam o plural/clareza/espontaneidade/respeito pela opinião do outro);

– Padrão de comunicação extrafamiliar aberto e confiante/ou com medo e desconfiança, manifestado quase sempre, também, na relação com o médico);

– Expressão e manejo dos sentimentos (clima emocional quente, polido, hostil, deprimido);

– Capacidade de lidar com perdas e mudanças (flexível/rígida);

– Capacidade de autonomia e intimidade (boa/má).

Tipos de família de acordo com a sua dinâmica

Com base nos parâmetros acima se pode classificar as famílias em:

Famílias funcionais – aquelas que são capazes de criar filhos autônomos e promover o desenvolvimento contínuo dos pais.

❑ O casal divide o poder. Cada cônjuge apresenta competência em determinada área, e as decisões são tomadas em consenso ou segundo a competência de cada um.

❑ Há um alto nível de intimidade e autonomia e, por apresentarem um vínculo forte, existe o respeito pelas diferenças individuais.

❑ O relacionamento sexual é bom para ambos, apesar de não ser necessariamente a parte mais importante do casamento.

❑ O padrão de comunicação facilita a troca de sentimentos e pensamentos, não se evidenciando alianças rígidas com os filhos ou pessoas de fora.

- Na relação com os filhos existe respeito pelas opiniões, sentimentos e desejos das crianças e dos jovens. Estes não sentem os pais como autoritários e, quando perguntados sobre quem é o chefe da família, respondem que varia com a situação.

- Como todas as famílias, enfrentam problemas e sofrem perdas, mas pela facilidade com que demonstram seus sentimentos e dividem suas tristezas podem ajudar-se mutuamente e conseguem vencer com um mínimo de desgosto os momentos difíceis, sem responder através de uma reestruturação disfuncional.

Famílias moderadamente disfuncionais – aquelas capazes de promover o crescimento de crianças saudáveis que se encaminham no sentido da autonomia e da independência, mas o casal apresenta dificuldades.

- São competentes como pais, mas falham como marido e esposa. A relação é cheia de culpas e desapontamentos, com baixo nível de intimidade, e se evidencia que o vínculo mais forte não está entre os dois.

- Pode haver uma quebra da hierarquia por parte de um dos progenitores, estando este predominantemente ligado a um dos filhos ou mantendo uma coligação importante com pessoa de fora do núcleo da família, como os avós, amigos ou amantes.

- Essas ligações são bastante danosas para os filhos, em especial quando o outro progenitor é apontado como faltoso.

- O relacionamento sexual do casal não é satisfatório, mas não costuma ser a razão da busca de uma relação extraconjugal, que em geral ocorre por falta de intimidade, empatia e afeto.

- Se por um lado o casal falha na qualidade de sua relação, a família é de extremo valor para eles. As crianças continuam crescendo bem adaptadas ao meio, com bom desempenho na escola, com amigos, autonomia e independência.

- Somente em relação à abertura com que expressam seus sentimentos é que diferem das crianças das famílias saudáveis, e pode-se inferir daí que, como adultos, terão dificuldades em estabelecer relações com bom nível de intimidade e comunicação.

Famílias cronicamente conflituadas – podem ser divididas em dois grupos:

Famílias dominantes e controladoras: aquelas em que a relação de poder obedece ao padrão dominação/submissão, com um dos pais exercendo o poder.

– Praticamente não existe intimidade, e o cônjuge que ocupa a posição de submissão estabelece coligações fortes com pessoas de fora da família.

– As crianças não aprendem a ter intimidade, a expor seus sentimentos e a se tornar autônomas, pois não têm liberdade e proximidade afetiva, dependendo inteiramente do membro dominante.

– A família lida mal com as perdas e mudanças por apresentar uma estrutura muito rígida, sem flexibilidade.

– As crianças costumam ser rebeldes, tendo problemas com a autoridade e, quando adultas, tornam-se frágeis e deprimidas.

Famílias conflituadas: o casal é incapaz de dividir o poder e há uma luta constante para consegui-lo, o que é destrutivo para toda a família.

– Inexiste intimidade por parte do casal, e as coalizões com os filhos são freqüentes, além das relações extraconjugais.

– As crianças são puxadas de um lado para outro dentro do conflito e, como adultos, apesar de adquirirem um razoável grau de autonomia, terão muita dificuldade com a intimidade.

– Dessas famílias surgem muitos pacientes psiquiátricos, crianças com distúrbios de conduta e adultos deprimidos na meia-idade.

Famílias caóticas ou severamente disfuncionais – são aquelas que não cumprem com as duas tarefas básicas da família.

– São severamente desorganizadas e se isolam ou são isoladas pelo resto da comunidade.

– As relações intrafamiliares se apresentam de várias maneiras. Uma delas é o casal com um grau de fusão tão grande que impede a individualidade. Outra é quando o casal parece não ter mais nada em comum, e ambos acabam excessivamente ligados às suas famílias de origem.

– A comunicação é difícil e pouco clara, um não se sabe ao certo o que o outro sente, pensa ou quer.

– As doenças mentais severas aparecem com freqüência e são desvalorizadas pela família.

– O humor básico familiar é a desesperança, o cinismo ou a depressão.

– Não desenvolvem indivíduos livres, independentes, autônomos, com capacidade de ter intimidade e dividir o poder.

Crises

❏ Durante o ciclo vital, a família enfrenta pequenas crises, às quais precisa adaptar-se, reestruturando-se: o início da vida em comum do casal, o nascimento do primeiro filho, o nascimento de outro filho, a **entrada de um filho na adolescência**, a entrada de um genro ou uma nora e a saída do último filho, que configura o chamado "ninho vazio".

- Há também crises acidentais, tais como mudanças de moradia, desemprego, doença ou morte de seus entes queridos etc.

A família e o adolescente

- Ao chegar à adolescência, a estrutura da personalidade do indivíduo, baseada no potencial genético, na aprendizagem e nos modelos de identificação com os pais ou substitutos, está praticamente definida. Mas nesse período há uma ***desestruturação e uma reorganização*** desses potenciais que vão modelar a ***personalidade definitiva, a identidade pessoal e sexual e a inserção do adolescente na sociedade.***

- A rigor, portanto, poderia parecer tarde pensar na educação quando os filhos já atingiram esta fase, mas sempre há tempo de fazer adaptações e corrigir distorções. Por isso vale a pena conhecermos os fundamentos biopsíquicos que geram as características comportamentais do adolescente, suas expectativas e exigências, bem como as necessárias adaptações familiares nesse processo e a participação dos pais.

- Quando os filhos chegam à adolescência, em geral os pais estão chegando à meia-idade e os avós, à aposentadoria e à velhice. Não só o adolescente, mas toda a família vive uma crise de desenvolvimento. Com freqüência esta se manifesta através de brigas dos filhos com os pais por mais liberdade.

- Quanto mais em paz estão os pais e os avós com a nova etapa de suas vidas, mais tranqüila costuma ser a adolescência dos filhos. Quanto mais conflitiva a situação dos pais, mais tumultuada a conquista de independentização, a cristalização da identidade, o desempenho da sexualidade e a inserção do adolescente no meio social.

- *Nesse período de adolescência dos filhos*, a tarefa dos pais é permitir que eles saiam para o mundo em busca de sua própria identidade.

- A prevenção das disfunções se obtém trabalhando o difícil equilíbrio que existe entre dar liberdade e colocar limites, sendo necessário para tanto o desenvolvimento da capacidade de aceitar e negociar opiniões diferentes dentro da família.

- O médico ou o profissional de saúde treinado pode ser muito útil quando surgir uma oportunidade ou se for chamado a intervir, orientando os pais a respeito das necessidades do jovem e facilitando as negociações entre eles.

A escola

- A escola é quase tudo para o adolescente: é o seu local de trabalho, é o núcleo de convívio social e o meio no qual ele adquire os conhecimentos básicos, que servirão mais adiante para o treinamento profissional ou para ingressar na universidade.

- A escola, quando bem estruturada, pode constituir-se num excelente laboratório de observação de condutas, de experimentação de programas didáticos, de técnicas pedagógicas e de preparo profissional.

- Por exemplo, um hábil e atento professor, apoiado por uma boa equipe de orientadores educacionais, pode perceber, precocemente, dificuldades de relacionamento social, retraimento e inibição ou condutas fora de controle, repercutindo na atividade e no rendimento escolar do aluno.

- Quantos adolescentes conseguem ultrapassar as dificuldades próprias dessa etapa com a ajuda de um bom professor!

- Quando se estimula alguma qualidade de um aluno, como o pendor para a música ou a habilidade para o esporte, pode-se, não raro, ver um desinteressado transformar-se num bom estudante.

- A escola não pode nem deve substituir a família na educação da criança. Entretanto, observa-se que há uma crescente tendência por parte dos pais em transferir certas responsabilidades suas para professores e orientadores educacionais. Em vista disso, torna-se indispensável que se criem condições efetivas de trazer os pais para dentro da escola.

- Reuniões com os pais para discutir educação sexual, uso e abuso de drogas, problemas de saúde e desvios de conduta são, hoje em dia, muito concorridas e costumam oferecer bons resultados.

- Vivemos uma época em que o comportamento da maioria dos pais em relação aos filhos oscila entre o excesso de autoridade e a total permissividade, eles estão inseguros e divididos.

- Numa época em que a maioria dos pais estão mais envolvidos com seus problemas pessoais do que conscientes da realidade que está diante de seus olhos – **os filhos necessitando de orientação, compreensão e, principalmente, noção de limites** –, uma participação efetiva da escola pode ajudá-los a encontrar o caminho.

- Já que a escola, por imposições circunstanciais, foi pouco a pouco assumindo a quase total responsabilidade da educação da criança e do adolescente, para cumprir razoavelmente com esta tarefa precisa habilitar seus educadores.

- Os serviços de orientação educacional e pedagógica devem prestar atenção a isso. Seu trabalho, hoje em dia, não se restringe mais aos interesses disciplinares da escola. Têm obrigatoriamente que levar em consideração as necessidades dos adolescentes. Para isso é preciso conhecer melhor suas características, suas fases de desenvolvimento, suas dificuldades e suas habilidades.

- Em última análise, é preciso entendê-los e gostar deles. Sem isso é impossível se estabelecer um bom nível de aproximação e, como resultado, ter uma boa resposta aos princípios educativos.

- É muito importante analisar e adequar os modelos pedagógicos utilizados.

Modelos pedagógicos

Entre os variados enfoques pedagógicos hoje existentes, destacam-se:

1. Pedagogia tradicional

- Neste modelo, a educação está restrita à transmissão de uma enorme quantidade de conhecimentos acumulados pela humanidade. A escola atua, simplesmente como o agente sistematizador dos conteúdos repassados aos alunos. O elemento principal é *o professor*, que detém o poder decisório em sala de aula. As relações entre as diversas culturas, as diferenças de condições de vida e de oportunidades sociais não são levadas em conta, e o ponto de convergência da escola é um referencial idealizado, tido como padrão de perfeição.

2. Nova pedagogia

- A pedagogia da nova escola surgiu a partir de severas críticas ao modelo anterior (pedagogia tradicional) e à luz do pensamento liberal. Ela reorienta os eixos pedagógicos no sentido de promover a biopsicologização (a psicologia aplicada aos seres humanos e mesmo aos animais) da sociedade, da escola e da própria educação, propondo um tratamento diferenciado, com ênfase nas diferenças individuais.

- A escola nova estimula a esperança e a crença no seu poder de minimizar e até mesmo eliminar as diferenças sociais.

- Há um grande estímulo ao aluno criativo, e os ambientes de estudo passam de sombrios e disciplinados para alegres e movimentados.

- O clássico professor (dono do saber), autoritário e centralizador, dá lugar ao **educador (facilitador)** que não apenas ensina, mas ajuda o aluno (foco do processo) a aprender.

- A principal limitação desta proposta é a de que, mesmo sendo fundamentada em princípios aceitos universalmente, restringe-se à sala de aula, não considerando os limites além dos muros escolares; assim, os alunos com melhores vivências fora do ambiente escolar naturalmente se destacarão, enquanto que os menos favorecidos, com menores oportunidades de vivências positivas, continuarão em desvantagem social em relação aos primeiros.

3. Pedagogia tecnicista

❑ A escola tecnicista fundamenta-se na visão organicista da sociedade, na teoria do capital humano, que vê no homem e em suas capacidades o potencial para o valor econômico, e na teoria da modernidade, em que a escola atua como adaptadora do homem à sociedade em desenvolvimento.

❑ As desigualdades sociais são vistas como necessárias e o que importa é a harmonia e o ajustamento do indivíduo à sociedade, ou seja, as pessoas certas nos lugares certos.

❑ A organização, o cumprimento de etapas, a hierarquização e a técnica são supervalorizados; a competição é vista como fundamental para o desenvolvimento social e os que se destacam são vistos como modelos a serem imitados.

❑ O tecnicismo na educação é supervalorizado, as escolas (especialmente as particulares) utilizam os mais avançados recursos audiovisuais e equipamentos de informática.

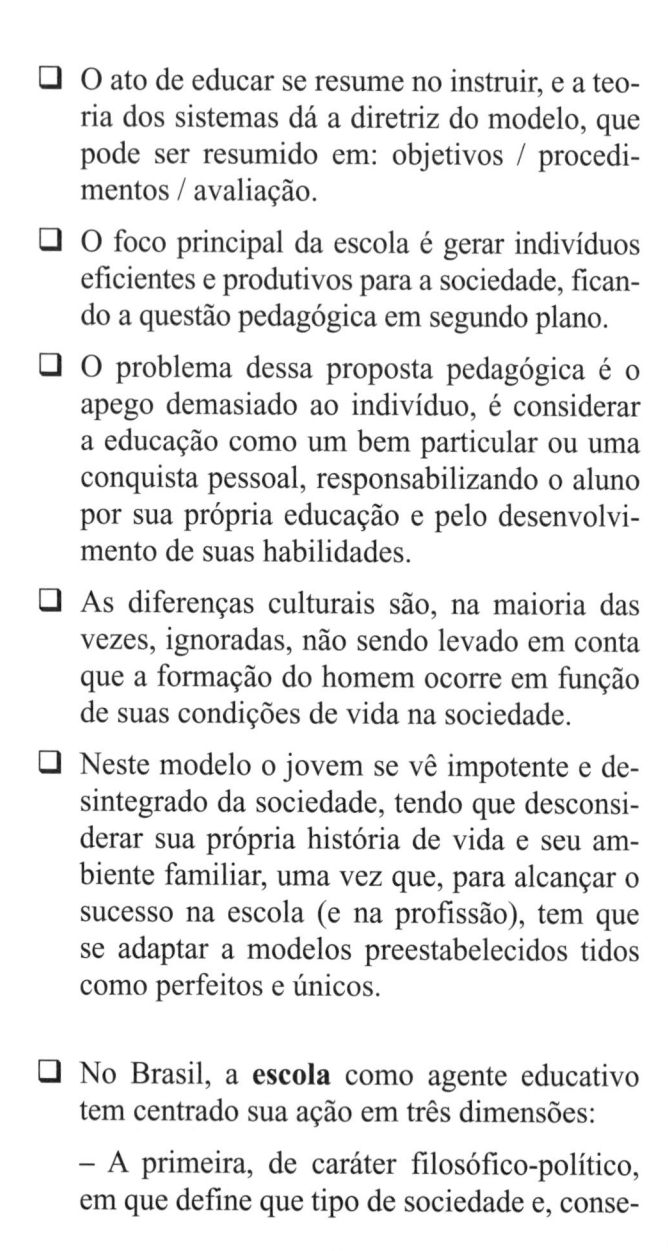

- O ato de educar se resume no instruir, e a teoria dos sistemas dá a diretriz do modelo, que pode ser resumido em: objetivos / procedimentos / avaliação.

- O foco principal da escola é gerar indivíduos eficientes e produtivos para a sociedade, ficando a questão pedagógica em segundo plano.

- O problema dessa proposta pedagógica é o apego demasiado ao indivíduo, é considerar a educação como um bem particular ou uma conquista pessoal, responsabilizando o aluno por sua própria educação e pelo desenvolvimento de suas habilidades.

- As diferenças culturais são, na maioria das vezes, ignoradas, não sendo levado em conta que a formação do homem ocorre em função de suas condições de vida na sociedade.

- Neste modelo o jovem se vê impotente e desintegrado da sociedade, tendo que desconsiderar sua própria história de vida e seu ambiente familiar, uma vez que, para alcançar o sucesso na escola (e na profissão), tem que se adaptar a modelos preestabelecidos tidos como perfeitos e únicos.

- No Brasil, a **escola** como agente educativo tem centrado sua ação em três dimensões:

  – A primeira, de caráter filosófico-político, em que define que tipo de sociedade e, conseqüentemente, que tipo de homem deve ajudar a construir, através de um processo seletivo de desenvolvimento de valores.

– A segunda, de ordem cultural, decide que conhecimentos devem ser trabalhados para que os indivíduos desenvolvam plenamente suas habilidades pessoais e profissionais.

– A terceira contempla o critério técnico e refere-se à metodologia a ser empregada na escola para a concretização de seus objetivos.

❑ Na busca da superação de modelos ultrapassados e sem negar sua história, as escolas brasileiras deveriam resgatar:

– do modelo tradicional, o **conceito de autoridade** baseada na competência do educador, **sem** o sentido do **autoritarismo**;

– do modelo da nova pedagogia, **o sentido humanístico de valorização e respeito ao aluno**;

– do modelo tecnicista, a preocupação em **preparar o aluno para a vida** e não simplesmente repassar habilidades específicas através de tecnologias sofisticadas.

❑ Com o objetivo de favorecer o sucesso escolar e a perfeita integração do jovem, a educação deve ser centrada no *aprender*:

- a ***conhecer***: a escola proporcionar a combinação de uma cultura geral com um aprofundamento de conhecimentos, o suficiente para que o aluno se beneficie das oportunidades oferecidas pela educação ("aprender a aprender");

- a ***fazer***: a escola deve proporcionar mais do que uma qualificação profissional, para que o aluno tenha competência para enfrentar variadas situações;

- a ***conviver***: a escola deve valorizar a compreensão do outro e a interdependência dos seres humanos;

- a ***ser***: a escola deve ajudar o aluno a desenvolver a sua personalidade e adquirir autonomia e discernimento.

❏ O **educador**, por outro lado, deve ser visto como aquele que, além de dar vida e dinamismo ao conhecimento, é capaz de lidar com a imprevisibilidade do ato de educar, absorvendo e canalizando para o campo do conhecimento manifestações que, de outra forma, seriam estigmatizadas como indisciplina.

❏ À **escola** deve competir a criação de espaços para a discussão de todas as questões que digam respeito à sua vida institucional e a seu projeto pedagógico, envolvendo nessa reflexão todos os segmentos que a compõe.

- Ao **aluno** deve competir a compreensão do equilíbrio entre autoridade e liberdade, com respostas adequadas às questões: o que eu posso, o que eu quero e o que eu devo fazer.

- Capacidades e competências mínimas que a família, a escola e a sociedade devem proporcionar ao indivíduo para que ele tenha uma participação produtiva no século XXI:

    – **Domínio da leitura e da escrita**: principalmente nos países em desenvolvimento, deve ser dada prioridade ao ensino fundamental, ou seja, todas as crianças devem aprender a ler e escrever com desenvoltura nas primeiras séries do ensino fundamental para poderem participar ativa e produtivamente da vida social.

    – **Capacidade de fazer cálculos e de resolver problemas**: na vida cotidiana é fundamental saber calcular, ou seja, fazer contas e resolver problemas, o que consiste em tomar decisões fundamentadas em todos os domínios da existência humana, que gerem soluções positivas, que produzam o bem de todos.

    – **Capacidade de analisar, sintetizar e interpretar dados, fatos e situações**: para participar ativamente da vida na sociedade global, é necessário saber expor o próprio pensamento, manejar dados, símbolos e outras formas de expressão lingüística.

– **Capacidade de compreender e atuar em seu entorno social**: ser capaz de exercer sua cidadania, defender seus interesses através do diálogo e da negociação, respeitando regras, leis e normas estabelecidas, transformando problemas em oportunidades.

– **Capacidade de receber criticamente os meios de comunicação**: saber entender os meios de comunicação por meio da construção de saberes, éticas e estilos de vida, interagindo e criando novas formas de pensar, sentir e atuar no convívio social.

– **Capacidade para localizar, acessar e usar melhor a informação acumulada**: saber descrever, sistematizar e difundir conhecimentos, experiências e dados para resolver problemas.

– **Capacidade de planejar, trabalhar e decidir em grupo**: desenvolver a capacidade de trabalhar e produzir em equipe através de um modelo de ensino-aprendizagem autônomo e cooperativo.

Acreditamos, pois, que o adolescente fruto de uma família funcional e harmônica e preparado numa escola adequada estará plenamente habilitado a ser um adulto feliz, integrado à sociedade e capaz de reproduzir essas condições quando constituir sua própria família.

Trabalho

O trabalho como opção

- Sou inteiramente favorável ao trabalho para o adolescente quando este atinge sua fase mais madura, ou seja, após os dezessete anos, *desde que isso seja uma escolha pessoal*.

- Um certo recurso financeiro próprio é muito bom para o encontro de definições sociais e para a independentização da família.

- O trabalho é uma das melhores formas de adaptar o indivíduo à sociedade. É tão importante para o ser humano que representa uma forma de terapia – a terapia ocupacional. Quantos se dedicam, nas horas de lazer, a uma atividade que exige trabalho, mas que apenas é diferente do que realizam como profissão? É o famoso *hobby.*

- Não creio, conforme o temor de muitos pais, que o trabalho do jovem, se for do interesse dele, venha a prejudicar ou impedir o prosseguimento de um curso superior.

- Há inúmeros exemplos de jovens com mau rendimento escolar, aborrecidos com os programas de Ensino Fundamental e Médio, que, pouco depois de terem iniciado um trabalho remunerado, voltaram a estudar, desta vez com dedicação e interesse, conseguindo conciliar as tarefas, encontrando inclusive espaço para alguma forma de lazer gratificante.

❏ Nossa sociedade é incoerente porque

– necessita de mão-de-obra apropriada;

– sabe que o desempenho de um papel não-produtivo gera muita insatisfação e a onera;

– sabe que a desocupação é uma das principais causas de degradação psicológica, violência e delinqüência;

– sabe que as disciplinas profissionalizantes de Ensino Fundamental e Médio nem sempre oferecem qualificação para o trabalho;

– sabe que muitos jovens que completam o curso superior, e que lhe custaram uma fortuna, não vão exercer a profissão para a qual foram titulados;

– prolonga demasiadamente o ingresso do jovem no mercado de trabalho, já que a maioria precisa fazer cursos de pós-graduação para suprir as deficiências dos currículos de graduação, *mas não toma medidas efetivas para modificar esse quadro.*

O trabalho como necessidade

❏ A sociedade, de certa maneira, mantém uma cumplicidade em relação ao trabalho do jovem quando o encara como uma virtude, ou seja, quando é uma opção. Entretanto, quase todos os estudiosos afirmam que o trabalho do menor está relacionado, na maioria dos casos, com necessidades econômicas. São jovens que precisam levar dinheiro para casa, para sua própria sobrevivência e de sua família.

- ❏ A inclusão do adolescente no mercado de trabalho, diferente do adulto, requer cuidados e várias considerações, em especial quando isso ocorre precocemente e por força de diversas circunstâncias.

- ❏ Nos últimos anos, criou-se no Brasil uma agenda nacional do governo federal no combate ao trabalho infantil, na qual estão envolvidos diversos segmentos da sociedade.

- ❏ Os estudos de Wanderley e Campos (2000) questionam as condições de vida de grande parte da população brasileira: habitações impróprias, ausência de alternativas de lazer e escolas inadequadas para os jovens com determinadas características e carências.

- ❏ A retirada de uma criança ou de um adolescente do mundo do trabalho responde pela perda de renda que eles geram para a família.

- ❏ Segundo Wanderley e Campos, as próprias mães de baixa renda preferem ver os filhos trabalhando a vê-los expostos aos perigos da rua (violência, drogas, furtos etc).

- Moura (1999) enfatiza os reflexos da vida pessoal dos adolescentes (e das crianças) no trabalho;

  – assinala, como Wanderley e Campos, as condições de vida em família, em especial a moradia e a alimentação deficientes, assim como as condições sanitárias inadequadas;

  – comenta que esses jovens já chegam ao trabalho com atraso no crescimento e no desenvolvimento, desnutrição, fadiga, doenças e reduzidas capacidades para qualquer atividade, inclusive leves.

- As empresas que se propõem a empregar essa população têm uma economia frágil e investem pouco nas condições ambientais e de maquinário, como também na organização do trabalho, o que prejudica ainda mais o jovem trabalhador.

- E Moura afirma: "As conseqüências do trabalho precoce em idade inadequada resultam em acidentes do trabalho, doenças relacionadas ao trabalho, corpos deformados, envelhecimento precoce, abandono da escola, atraso no crescimento e no desenvolvimento, baixa qualificação profissional".

- Em países onde as necessidades básicas das famílias menos favorecidas são supridas, o adolescente pode escolher se quer entrar precocemente no mercado de trabalho, ou dedicar-se a tarefas mais compatíveis com seu desenvolvimento, como a escola e o lazer.

❑ No Brasil, os adolescentes podem ser divididos em vários grupos:

– os que pertencem a famílias que podem suprir suas necessidades e por isto não precisam trabalhar;

– aqueles cujas famílias não os obrigam a se inserir no mercado de trabalho formal, mas que desempenham trabalhos informais com riscos em potencial, como o trabalho em domicílio;

– aqueles cujas famílias contam com o ressarcimento recebido pelo trabalho formal do adolescente para a subsistência do núcleo familiar.

❑ Erradicar o trabalho do adolescente e dos menores implica em modificar as questões políticas e econômicas do país. Um dos primeiros passos seria pôr em prática e fiscalizar a aplicação de leis vigentes que tentam dar proteção aos menores proibindo o trabalho da criança e do adolescente, com algumas ressalvas como a função de aprendiz (quatorze a dezoito anos, em atividades formadoras de algum ofício).

❑ As condições de trabalho do adolescente geralmente são precárias: trabalham muito e ganham pouco. Um estudo do UNICEF de 1998 revela que 77% dos trabalhadores adolescentes tinham uma jornada superior a quarenta horas semanais e 81% tinham um rendimento mensal menor do que um salário mínimo.

❏ Outros aspectos devem ser levados em conta, como o ambiente de trabalho, a ferramenta ou o instrumento de trabalho a ser utilizado e a tarefa a ser executada, e devem ser adequados para as necessidades do adolescente.

❏ A organização do tempo e o processo de trabalho devem estar adaptados para essa fase do desenvolvimento humano.

❏ Os adolescentes não podem trabalhar em locais perigosos ou insalubres, não devem fazer horas extras nem trabalhar em turnos alternados ou à noite.

❏ Devem desempenhar funções de aprendizagem e não alienantes, que possibilitem um novo conhecimento e abram perspectivas futuras de trabalho.

❏ O maior prejuízo do adolescente que é obrigado a trabalhar e em condições precárias é o atraso escolar, que, caso ele tenha ainda irregularidades no seu desenvolvimento psicobiológico, pode trazer conseqüências negativas futuras.

❏ Cada um de nós tem uma parcela de responsabilidade na retirada dos jovens do trabalho escravizante, obrigatório, de sobrevivência, introduzindo-os num mundo de trabalho gratificante e com perspectivas de futuro.

Vocação e escolha profissional

❏ Cada vez que se vê o regozijo dos jovens pelo sucesso no exame vestibular, faixas nas janelas, abraços e congratulações, pais exultantes (enquanto de outro lado um número maior amarga o sentimento de derrota e a incerteza do futuro), torna-se presente a necessidade de meditar sobre o tema da vocação profissional.

❏ Dentre as preocupações que transcendem a ação da universidade está o fato de o aluno que conclui o Ensino Médio realizar um grande esforço e reunir todas as suas reservas emocionais para vencer uma competição. Sua única intenção é passar no vestibular, não interessando muito se a sua escolha foi a mais apropriada.

❏ Muitas vezes o aluno inscreve-se em cursos sem nenhuma correlação, demonstrando falta de objetivo e aparente ausência de vocação.

❏ Pode inclusive ocorrer de ser aprovado naquele que não se enquadrava na sua primeira opção. Aí o jovem inicia o curso, aborrece-se, tranca a matrícula, tenta outras alternativas, desiste; faz outro vestibular, sofre, em última análise, passa por uma fase de grande angústia. De que teria valido, então, a vitória no vestibular?

- O país vive em constantes crises; as oportunidades de emprego são reduzidas; pessoas tituladas acabam dedicando-se ao comércio ou a outras atividades que não têm nada a ver com o curso no qual se graduaram; o ensino universitário está mal estruturado, prepara mal os profissionais. Isso é o que o adolescente ouve dos pais e professores, lê nos jornais, acompanha na televisão diariamente.

- Tais impressões influem pesadamente na problemática da geração atual.

- Além disso, é preciso lembrar que, em função das reformas do ensino, a maioria dos jovens presta exame e ingressa na universidade com dezesseis ou dezessete anos de idade. Alguns bem na fase de transição para a maturidade.

- Em meio a esse processo de amadurecimento físico, psicológico e de interação social, muitas vezes o jovem ingressa no curso superior sem nenhuma informação a respeito dele e da profissão para qual deverá tornar-se habilitado.

- Cabe à família e à escola de Ensino Médio promover oportunidades para que os jovens encontrem linhas vocacionais.

- Deve-se estimulá-los a conhecer as profissões através do contato com profissionais, de visitas a fábricas, a hospitais, discussões sobre o mercado de trabalho, realização de pesquisas cujas tarefas envolvam identificações profissionais etc.

❏ Hoje em dia, o professor universitário que trabalha com alunos dos primeiros semestres precisa conhecer mais amplamente os fenômenos da adolescência e adaptar suas técnicas de ensino ao nível de desenvolvimento dos alunos que se encontram sob sua orientação.

❏ Uma das qualidades indispensáveis para o sucesso no relacionamento com os jovens é gostar deles, saber conquistar sua simpatia e respeito, e ser hábil em utilizar suas capacidades e sua criatividade.

❏ Como, à semelhança da aprendizagem entre irmãos, há também certa facilidade na transmissão de conhecimentos entre colegas, pode-se fazer uso da **monitoria.**

❏ O monitor costuma ser um aluno que cursou a cadeira no semestre anterior e que deseja permanecer mais algum tempo em contato com a matéria. Ele deve relacionar-se bem com o professor e, portanto, servir de elo entre este e o aluno novo, favorecendo a simpatia no contato com a matéria. Sabe-se que na juventude grande parte das informações é transmitida entre os companheiros. Por isso, uma boa relação entre colegas pode favorecer a aprendizagem.

❏ É fundamental, então, o retorno à formação de turmas permanentes e o apoio ao desenvolvimento dos diretórios acadêmicos. (Quantos grandes homens não exercitaram suas primeiras experiências políticas no tempo dos centros acadêmicos?)

❏ A grande avidez do adolescente por modelos de identificação torna importante a figura e a conduta do professor. Este deve, portanto, estar consciente disso.

❏ A desgraça é um jovem passar no vestibular, depois de um enorme esforço, com tênues determinações vocacionais, tendo feito uma escolha não totalmente segura, e encontrar na faculdade um professor "ralador", sem as mínimas condições de propiciar um bom relacionamento (certamente por não gostar de adolescentes).

❏ O resultado é ansiedade, indecisão, aborrecimento e má vontade do aluno. Aí, muita gente desiste!

Vocação

❏ A **vocação** é uma inclinação interior, natural, espontânea do ser humano para uma atividade ou profissão, que também pode ser estimulada. Compõe-se de duas qualidades básicas: *aptidão e vontade.*

❏ Vocação, talento, aptidão têm tudo a ver com **identidade**. São capacidades admiráveis do ser humano e podem ser cultivadas!

- A vocação é uma tendência que, dependendo do nível de conflitos pessoais e do grau de facilidade em elaborá-los, poderá permanecer obscurecida.

- Uma educação em ambiente familiar bem-estruturado e estimulante, com liberdade e bons modelos de identificação, facilita a expressão da criatividade e pode ajudar o indivíduo a descobrir sua vocação.

- Um curso técnico ou uma faculdade bem moldados, com professores receptivos e talentosos, são capazes de produzir bons profissionais.

Orientação vocacional

- Como o trabalho ocupa duas terças partes de nossas vidas, um erro na escolha da profissão equivale a uma importante falha no processo de gratificação que acompanha o exercício profissional.

- Esse erro constitui um péssimo investimento pessoal e um grande desperdício profissional.

- A análise das entrevistas de adolescentes revela que grande parte dos conflitos situa-se na falta de informações.

- A **orientação vocacional** visa suscitar no jovem um maior conhecimento de si próprio para que possa descobrir sua melhor aptidão e seus anseios profissionais.

- O autoconhecimento leva ao reconhecimento das aptidões e dos interesses, baseado nos traços e características da personalidade. A vida escolar e familiar, os êxitos e fracassos, as preferências, capacidades, experiências e inclinações precisam ser conhecidos para compor o quadro.

- Nem sempre os testes, apesar da seriedade com que são realizados, oferecem resultados muito confiáveis (quando usados como técnica única). O melhor é realizar uma série de entrevistas para que o profissional possa colher os dados necessários para compor a verdadeira ou mais provável área a que o jovem deve se dedicar.

- Há grupos de psicologia envolvidos nesse particular aspecto da realidade de todos os jovens.

- É um trabalho ético, não tendencioso, baseado nas informações e atitudes do jovem que está sendo estudado. Buscam-se áreas de interesse autênticas, que ele, em algum momento, já tenha experimentado ou para as quais já tenha percebido algum talento ou aptidão.

- Procura-se afastar o indivíduo das pressões familiares, das tendências exclusivamente voltadas a ganhar dinheiro ou ao que esteja na moda. Todos esses aspectos são examinados e esclarecidos ao jovem.

- **A profissão tem muito a ver com a identidade**. Se o objetivo mais importante for realmente ganhar dinheiro, por que não adotar o caminho desejado depois de depuradas as influências superficiais e não-definitivas? Em geral os resultados são bons.

- O conhecimento do mundo das profissões se dá através do exame minucioso de cada uma delas. O que se faz, onde se trabalha e quais as características e qualidades necessárias para exercê-las.

- O grande problema é o jovem talentoso com potencialidade para diversas áreas. Algumas vezes ele deve iniciar em algum setor mais evidente e depois, com o desenvolvimento e o acúmulo de conhecimentos, e obviamente com a maturação, fazer uma escolha mais definida.

- Ele pode perder algum tempo, mas em geral chega a bom termo.

A conduta habitual do adolescente

❏ De acordo com a fase de desenvolvimento, a conduta dos adolescentes modifica-se bastante. Depende das alterações físicas e psíquicas e, obviamente, do meio onde ele vive. Muitas vezes é difícil saber se o comportamento de um determinado jovem está dentro dos padrões de normalidade ou se ele deve ser considerado "fora de controle".

❏ Os padrões de conduta normal na adolescência costumam ser muito diferentes dos da infância, especialmente do período imediatamente anterior (latência), quando predominam o cumprimento das obrigações escolares, uma submissão quase sempre inquestionável às ordens dos pais, uma aparente trégua dos instintos sexuais e uma influência não muito decisiva do grupo social sobre a criança.

❏ Na primeira fase (dos dez aos quatorze anos), dentre os objetivos do desenvolvimento psicológico estão a progressiva independência dos adultos, especialmente dos pais, livrar-se das amarras da infância e habituar-se aos novos aspectos de seu próprio corpo. (Ver capítulo "Puberdade e adolescência")

❏ Na verdade, é vital para o adolescente o estabelecimento de uma progressiva independentização. Sem essa "separação psicológica" não é possível a ele ver-se como um indivíduo único e relativamente autônomo.

- Nesse processo de ruptura, o adolescente passa a ter uma conduta comumente encarada como rebelde.

- Ele protesta de modo enérgico, mas argumenta sem muita convicção; é contumaz opositor das idéias dos pais e tende a testá-los, desobedecendo a regras tal como a hora de voltar para casa; mantém os cabelos compridos ou raspa a cabeça, apesar dos reiterados pedidos para que faça um bom corte de cabelo; usa roupas e adquire hábitos ou repete gestos que desagradam aos pais.

- É comum uma criança do sexo feminino procurar identificar-se com sua mãe, por exemplo, vestindo alguma peça de roupa dela, utilizando alguma pintura, imitando-a ao sair de casa. Na adolescência, essa mesma menina poderá preferir identificar-se com uma pessoa de fora, rejeitando ostensivamente determinadas características maternas e preferindo usar vestes e adotar maneiras completamente diferentes.

- Alguns pais podem ficar magoados e desnorteados ao verificarem que o filho prefere ficar na casa de um amigo, que idealiza o convívio daquela família e até diz ostensivamente, às vezes, que ela lhe agrada mais do que a sua; ou a filha prefere permanecer junto de amigos ao invés de sair em um passeio na companhia deles.

- Às vezes um adolescente idolatra um professor, um líder ou uma figura destacada no esporte ou na música. Outras vezes, procura fazer amizades com pessoas de outro nível social. E com freqüência verbaliza suas preferências em **desacordo** com os hábitos e costumes dos pais.

- Nesse ensaio da separação dos pais, volta-se para os companheiros. O grupo de iguais pode proporcionar-lhe refúgio psicológico e permitir-lhe testar suas idéias e estabelecer sua independência.

- Nessa primeira fase, o grupo costuma constituir-se de companheiros do mesmo sexo. Vestem-se e penteiam o cabelo do mesmo modo e gostam de manter certos rituais: reunir-se no mesmo lugar à mesma hora, comer ou deixar de comer determinados alimentos, fazer restrições a determinados costumes etc.

- É bastante difícil para os pais a troca do papel de proteção e defesa pelo de orientação e confiança, estimulando responsabilidades crescentes, na medida em que o amadurecimento se processa, mas essa é uma das suas tarefas mais importantes.

- Na fase média (quatorze aos dezessete anos), a maioria dos adolescentes já manifestou a puberdade, mas não está inteiramente satisfeita com os resultados. Os rapazes tentam melhorar seu aspecto físico com os exercícios de musculação, e as meninas, com os de estética, e todos eles experimentam vários estilos de vestuário. (Ver capítulo "Puberdade e adolescência")

❏ Além de uma imagem corporal satisfatória, desejam obter identidade e satisfação sexual. É a idade da experimentação sexual, que varia sensivelmente de uma para outra cultura.

❏ Na sociedade ocidental, o início das relações sexuais tem ocorrido cada vez mais precocemente e a pressão do grupo social praticamente impede os adolescentes de avaliarem seu próprio grau de maturação física e psicológica para desempenhar tal função.

❏ Os pais ainda pensam e agem com forte discriminação. Ao mesmo tempo em que desejam que o filho se inicie o mais cedo possível, não querem nem pensar nos desejos e na conduta sexual da filha. Há uma tendência a negar o fato de que, hoje em dia, uma entre cinco meninas já teve relações sexuais aos dezesseis anos e quase um terço delas até os dezenove anos.

❏ Na fase tardia (dezessete aos vinte anos), o adolescente geralmente concentra-se em três tarefas: buscar viabilidade econômica e estabilidade social, desenvolver um elaborado sistema de valores e verbalizar de acordo com suas próprias idéias. Um jovem aos dezenove anos é capaz de expor e argumentar durante horas a respeito de um tema que o interesse, o que raramente acontece com adolescentes de fases anteriores.

❑ A procura de trabalho, o interesse de morar sozinho ou com companheiros, o estabelecimento de relações mais efetivas com determinados grupos sociais ou políticos, o desenvolvimento e a defesa de idéias nos colegiados universitários e nas tribunas acadêmicas ou a participação em movimentos reivindicatórios nas instituições públicas ou empresas privadas costumam ser encarados, pelos mais velhos, como impróprios, inconvenientes e incômodos.

❑ Essas manifestações não são entendidas pelos pais. Mas são autênticas, próprias da fase mais evoluída da adolescência, passíveis de transformações e quase sempre extraordinariamente sadias e promotoras de mudanças sociais fundamentais.

❑ É nesta fase que o adolescente prefere um relacionamento mais estreito e mais íntimo com um companheiro do sexo oposto, tornando-se menos importante o desejo de estar com os demais companheiros do grupo. Nesse relacionamento desenvolve-se a intimidade com afeto, o que é bem diferente do padrão anterior, geralmente sem maior compromisso afetivo e com freqüente troca de parceiros(as).

- Um adolescente pode ocasionalmente participar de *uma molecagem* de grupo e destruir objetos, furtar acessórios do automóvel dos pais, esvaziar pneus, exceder-se no álcool ou mesmo experimentar o efeito de alguma droga. Pode também ser *grosseiro em casa*, *agressivo com os irmãos* e *insolente com os pais*. Dentro de certas características, isso pode ser considerado normal, o que não significa que deva ser admirado ou aplaudido.

- No entanto, o adolescente que *não se afasta dos pais e não participa de um grupo*, em busca **da independentização e da identidade própria**, pode estar demonstrando **problemas psíquicos**.

> **O QUE SERIA, ENTÃO, A CONDUTA "FORA DO CONTROLE"?**
> **O vandalismo, o roubo em lojas, a agressão, a mentira sistemática, a fuga de casa, o abuso de drogas, a promiscuidade sexual e a gravidez podem ser consideradas condutas fora de controle, dependendo da freqüência e da intensidade, pois o adolescente está agredindo aos outros e a si mesmo.**

- Tais condutas podem *estar mascarando* um grave estado depressivo. A quebra de uma importante relação afetiva, o insucesso em objetivos da carreira e a perda do apoio e encorajamento por parte dos pais podem levar o adolescente ao desespero. Mas sempre lembrando que tudo vai depender da intensidade e da freqüência com que essas coisas acontecem.

❏ Condutas *autodestrutivas* tais como acidentes freqüentes com ferimentos graves, *ameaças ou tentativas* de suicídio devem ser levadas muito a sério.

❏ Uma conduta **persistente** de *descuido pessoal*, um contato *indefinido com o grupo* (rejeitado pelos próprios companheiros), aliados ao *mau rendimento escolar*, à *interrupção das atividades físicas e esportivas*, à *mentira persistente*, ao *furto contumaz* devem ser considerados "**fora de controle**" e exigirão um cuidado especializado, com todo o interesse e dedicação dos familiares.

Distúrbios de conduta

❏ O adolescente muitas vezes expressa seus conflitos num nível regressivo de comunicação, através de uma linguagem corporal; ao invés de expressar suas dificuldades verbalmente, atua, isto é, agride, se emburra, toma atitudes impróprias ao código dos adultos, cria dificuldades para os que o cercam e muitas vezes para si próprio. Esse tipo de comportamento pode ser considerado anti-social e sugere o diagnóstico de distúrbio de conduta.

❑ Os **distúrbios de conduta** abrangem um amplo espectro, desde manifestações decorrentes de tensões próprias do desenvolvimento (chamados distúrbios evolutivos) até os quadros chamados delinqüenciais, em que a estrutura de personalidade está baseada em um modelo sociopático (ou psicopático) de conduta. Mas dependem sempre da *freqüência* e da *intensidade* com que ocorrem, como todas as demais patologias.

❑ É importante lembrar que as atuações são comuns na adolescência. A mente está sendo reestruturada de uma maneira ainda não reconhecida pelo próprio adolescente.

> **Para Winnicott, a tendência anti-social não é um diagnóstico. Não se compara diretamente com outros diagnósticos, tais como "neurose" e "psicose". A tendência anti-social pode ser encontrada tanto num indivíduo normal como num neurótico ou num psicótico. Para ele, o anti-social busca algo que lhe faltou ou tenta resgatar algo que perdeu. E ele pode encontrar!**

❑ A conduta anti-social está baseada em experiência infantil de privação de cuidados maternos e conseqüente desamparo. O conceito de privação envolve um fracasso ambiental na época da dependência relativa, isto é, quando o bebê já é capaz de perceber essa relação de dependência, ou quando está apto a perceber o "desajuste ambiental".

❑ Por exemplo: as coisas corriam suficientemente bem para a criança quando algo perturbou o equilíbrio – a mãe adoeceu, nasceu outro bebê, desencadeou-se uma separação afetiva dos pais. Nesse momento, ocorre uma série de sentimentos e tentativas de adaptação por parte da criança que, quando mal-sucedidas, provocam uma grave desorganização mental.

❑ Alguns chamam os distúrbios graves de conduta na adolescência de *síndrome delinqüencial*, um quadro polissintomático que se caracteriza por um comportamento delituoso (ou seja, com transgressões das normas de convívio social). Mentir, furtar, gazear as aulas, fugir de casa, deixar de cumprir as obrigações da escola ou do trabalho, conduta sexual promíscua ou perversa, ausência aparente ou manifesta de sentido ético, agressividade impulsiva, uso esporádico ou sistemático de drogas, maus tratos aos animais e às plantas, desrespeito à propriedade alheia e/ou a qualquer forma de autoridade que não provenha do seu grupo de iguais. Sempre lembrando que tudo vai depender da freqüência e da intensidade em que esse comportamento ocorrer.

- Não significa que um jovem com comportamento desse tipo venha, inexoravelmente, a trilhar o mesmo caminho ao se tornar adulto.

- É preciso, entretanto, uma vigilância e um acompanhamento profissional competente nesses casos e uma adaptação da família no sentido de minorar os problemas. Em casos de evolução desfavorável, o profissional deverá encaminhar para um tratamento apropriado.

Mau rendimento escolar

- É comum que grande parte dos jovens da primeira etapa da adolescência (dos dez aos quatorze anos) diminua a atenção nas aulas, converse muito e tenha dificuldades em cumprir as tarefas de casa.

- Já as mudanças comportamentais, as dificuldades no relacionamento familiar e o aparente "desligamento", que trazem muitas preocupações aos pais e professores, costumam ocorrer com mais freqüência na segunda etapa (quatorze aos dezessete anos).

- Habitualmente, os problemas de rendimento apresentados pelos adolescentes na escola são trazidos ao consultório do pediatra pelos pais como resultado de sua própria observação ou de avaliação feita pelos professores.

- O diagnóstico e o encaminhamento da situação é um desafio à argúcia, ao preparo e à capacidade do profissional, pois o adolescente nem sempre está consciente dos problemas que estão ocorrendo ou, não raro, procura escondê-los.

- Muitas vezes um pequeno período de desajuste pode facilmente ser superado, e a readaptação permite a volta a uma boa *performance*.

- Em muitos casos, entretanto, as causas de um mau rendimento na escola residem em questões mais sérias e profundas e podem levar a um verdadeiro desastre, porque os desajustes do adolescente acabam repercutindo no relacionamento com a equipe escolar ou com os colegas e podem produzir graves estados depressivos, afastamento dos amigos e familiares ou adesão a drogas.

Reações na família

❑ Diante do mau desempenho escolar do adolescente, a *família*, de acordo com sua estrutura e com a maneira com que costuma lidar com as crises, pode reagir de várias formas:

– os *pais*, com ansiedade, cobrança, decepção, hostilidade, superproteção ou sentimento de culpa ("onde foi que falhamos?");

– os ***irmãos,*** com represálias, rejeição ou ridicularização.

❑ Não é raro que isso determine a eclosão de graves conflitos familiares, até então latentes.

Reações na escola

Na *escola,* é freqüente:

– por parte dos *colegas*, a pressão ou, de acordo com o tipo de relacionamento anterior, a rejeição;

– por parte dos *professores*, a marginalização e o estigma de "vagabundo", o que gera, na maior parte das vezes, o aparecimento de problemas secundários de comportamento.

Reação do adolescente

No ***adolescente*** que está passando por dificuldades de aprendizagem as manifestações mais comuns são: sentimento de inferioridade e impotência; perda de motivação para o estudo; depressão; isolamento; enfraquecimento geral nas relações ou agressividade, rebeldia, comportamento inapropriado e até condutas "fora de controle".

Causas mais freqüentes

❑ As causas do mau desempenho ou do fracasso escolar geralmente estão vinculadas a uma combinação de fatores, dentre os quais problemas anteriormente existentes no desenvolvimento neuromotor e afetivo, deficiência em algumas habilidades e modo de responder ao ambiente e às pressões sociofamiliares, tais como violência no lar ou na vizinhança, privação cultural, falta de modelos (pais ou responsáveis que não constituem bons modelos de identificação) e má influência dos companheiros.

❑ Entre os ***fatores individuais*** devem ser considerados desde o desvio de energia para outras tarefas do processo de maturação, o eventual despreparo para a série que está cursando, algum déficit de maturação com leve retardo mental, dificuldades de relacionamento com colegas e professores e dificuldades emocionais (impulsividade, depressão), bem como doenças agudas (hepatite) ou crônicas (diabetes) incapacitantes, distúrbios visuais e auditivos e doenças do sistema nervoso (epilepsia, tumor cerebral), até o uso e abuso de drogas e a possibilidade de estar ocorrendo um surto psicótico.

❏ Hoje se sabe bastante de casos de ***déficit de atenção e hiperatividade***, quadros freqüentemente suspeitados por alguns professores e geralmente negados pelos pais, que procuram outras razões para o rendimento escolar insatisfatório de seus filhos. Uma avaliação do pediatra pode ser suficiente, mas a opinião do especialista é fundamental nesses casos: psiquiatra ou psicólogo treinados. O tratamento é necessário.

❏ Em relação ao ambiente, pode haver uma razão para o mau rendimento relacionada à própria escola: troca de modalidade de ensino ou de escola, situações ansiogênicas (provas, formatura, vestibular), condições adversas no ensino, currículo deficiente, ensino inadequado aos interesses e capacidades do aluno e predominância de alunos com distúrbio de conduta, entre outros fatores.

- Ainda em relação ao ambiente, porém fora da escola, devem ser levados em conta: problemas familiares, problemas com o grupo, importante quebra de relacionamento com um(a) amigo(a) ou namorado(a) e mudança de comunidade.

> **A questão fundamental é saber se o jovem não obtém sucesso por falta de motivação ou se não se esforça em razão de problemas básicos, que lhe reduzem as possibilidades de sucesso!**

- Nos dias de hoje, em que os médicos das escolas desempenham um excesso de tarefas, atendendo patologias prevalentes de crianças menores, que necessitam de pronta intervenção, é realmente pouco comum que se encontre um profissional atento às múltiplas facetas relacionadas aos problemas de mau rendimento escolar do adolescente. As escolas normalmente não oferecem condições ao atendimento de problemas dessa complexidade. (Um diagnóstico e um tratamento satisfatório exigiriam várias entrevistas de pelo menos trinta minutos cada.)

- Os pais precisam saber que a avaliação, de fato, requer habilidades multiprofissionais: cuidadosa história clínica, inclusive com revisão dos padrões de desempenho nas séries iniciais e no Ensino Fundamental, e investigação, por meio de entrevistas específicas, dos múltiplos aspectos e pontos de vista dos pais, dos professores e de membros da família (irmãos e tios), culminando, obviamente, com o atendimento ao adolescente.

Nem sempre essas tarefas cabem exclusivamente ao médico. Cada vez mais se utiliza a união de esforços da multidisciplinaridade: orientador educacional, psicólogo, assistente social, médico clínico, neurologista e psiquiatra. Não é fácil a integração do trabalho multiprofissional, mas, quando efetiva, costuma oferecer resultados excelentes.

❑ Aos médicos cabe a realização dos exames físicos, que devem incluir testes de audição, de visão e de reflexos neurológicos.

❑ Ao assistente social ou ao psicólogo de família, o exame da estrutura familiar e social e da forma que a família utiliza para a resolução dos seus problemas.

❑ Aos psicólogos e psicopedagogos, os testes psicológicos e psico-educacionais: de inteligência, de habilidades, de desenvolvimento, de atenção, de memória, de linguagem, de coordenação motora fina, de socialização, leitura, ortografia, escrita, matemática, aptidão e interesse. (Segundo os mais experientes, deve-se colocar menor ênfase na função perceptiva e maior ênfase nas observações da atenção, da organização, da memória, da produção da linguagem e na cognição [conhecimento] de ordem mais elevada.)

❑ Aos psiquiatras cabe a definição de distúrbios da personalidade, depressão, problemas emocionais e distúrbios de comportamento.

> **O principal objetivo de um tratamento é promover o progresso e minimizar o mau desempenho.**

❑ Recomenda-se a desmistificação tanto aos pais e à escola quanto ao próprio adolescente: que tratem com naturalidade a questão.

❑ Programas de educação específica, aconselhamento, seleção de professor e curso, busca de potencialidades, avaliação vocacional, acompanhamento, controle e defesa do adolescente são providências importantes.

❑ Em determinados casos pode ser indicado o uso de medicamentos: estimulantes, antidepressivos, tranqüilizantes – de acordo com o diagnóstico.

Doenças e sintomas

- Existe uma idéia corrente de que o adolescente quase não adoece e de que o que ele mais freqüentemente apresenta são alterações do comportamento e queixas ou sintomas relacionados às tensões emocionais.

- Sem dúvida, isso é o que comumente ocorre, mas há um contingente de adolescentes que entra nessa fase com alguma *doença crônica* como o diabetes, a hipertensão arterial, uma doença renal persistente ou um defeito no coração ainda não corrigido.

- Há também um determinado período (em geral entre os onze e os quatorze anos de idade) em que as *infecções costumam se agravar*: no aparelho respiratório (amidalite, sinusite, bronquite), na pele (uma simples infecção da base de um pêlo – foliculite – pode se transformar num furúnculo). Isto ocorre, provavelmente, devido a uma queda ou alteração dos anticorpos ou de outros agentes que compõem o sistema de defesas do organismo. Não conhecemos pesquisas específicas que comprovem essa suspeita, mas as evidências observadas na prática clínica são claras. Vale a pena observar e consultar o médico, que talvez sugira tratar com antibióticos, quando suspeitar de algum caso desses.

- Por outro lado podem ser portadores de um quadro alérgico que costuma se agravar durante esse mesmo período (rinite, asma etc.).

A medicina psicossomática

- Essa é uma denominação dada ao setor que credita aos fatores psíquicos e conflitantes a determinação e o desenvolvimento de sintomas e doenças físicas.

- Não é uma área nova (o termo psicossomático foi criado por Heinroth, professor de psiquiatria em Leipzig no ano de 1818), mas é atual, porque, cada vez que se avança na tecnologia diagnóstica e terapêutica, mais se encontra casos de manifestações funcionais e psíquicas, cujo diagnóstico passa a ser cogitado só depois de longos, penosos e dispendiosos exames e procedimentos.

TEORIAS RELATIVAS ÀS DOENÇAS PSICOSSOMÁTICAS

Vários autores contribuíram para que se compreenda a interligação entre a mente e o corpo e a influência das emoções nos órgãos, originando sintomas ou doenças imaginárias, supostamente "orgânicas", ou mesmo doenças com alterações anatômicas e funcionais.

- **Segundo Freud, o desenvolvimento**

psicossexual se faz através da polarização progressiva da libido em determinadas zonas erógenas, tais como a boca e a pele, a região perineal e a genitália. Ele considerou a mente como uma entidade que nasce com as primeiras sensações de prazer e de dor e descreve o instinto como um fenômeno que se expressa de duas formas: com manifestações fisiológicas em sua fonte somática e fantasias inconscientes em sua fonte psicológica.

❑ Ainda segundo Freud, o "ego é primeiro, sobretudo, um ego corporal... em última análise, ele deriva das sensações físicas, principalmente das que se originam na superfície do corpo. O ego pode ser, assim, encarado como uma projeção mental da superfície do corpo."

❑ Para Alexander (*Psicossomatic Medicine*, 1950), tais distúrbios se caracterizam como transtornos somáticos que se manifestam no terreno neurovegetativo, constituindo-se num concomitante fisiológico do afeto e originando-se de tensões psíquicas.

❑ Para Winnicott a doença psicossomática é uma organização defensiva contra a angústia de aniquilação, baseada na negação e na dissociação. A mente ignora o que se passa no corpo. Frente à afirmação de que a doença psicossomática é a prova da integração mente-corpo, Winnicott afirma

> o contrário: para ele esse tipo de transtorno é o indício de não se ter realizado totalmente a integração psique-soma.
>
> ❏ A teoria fisiológica admite efeitos somáticos por reações aos afetos e sabe-se que essas manifestações ocorrem em zonas precisas do sistema nervoso central, tais como o hipotálamo e o sistema límbico. É a este nível que nascem as influências sobre o corpo.
>
> ❏ A experimentação revela que é possível provocar-se afecções aparentemente psicossomáticas no animal, desde que se consiga reproduzir situações análogas às que deram origem a essas perturbações nos seres humanos. (Sabe-se hoje que os afetos que atingem o homem – receio e ressentimento, por exemplo – podem ser produzidos no mundo animal por situações análogas.)

❏ Ao longo dos últimos decênios, foi se tornando cada vez mais nítida a percepção de que a habitual separação estabelecida entre doenças "orgânicas" e "funcionais" estava sujeita a críticas. Começou a ser reconhecido que as doenças muitas vezes podem estar relacionadas a múltiplas causas. Daí surgiu um interesse particular pelo papel que os fatores psicológicos e socioculturais pudessem ter como causas determinantes.

- O paciente está passando a ser considerado num contexto mais amplo, deixando de ser apenas um indivíduo que sofre do intestino, por exemplo, para ser considerado uma pessoa na sua totalidade, mente e corpo, que tem conflitos expressos através de sintomas às vezes relacionados com os intestinos.

- Em outras palavras, a compreensão psicológica e a capacidade de penetrar nos problemas emocionais mais íntimos do indivíduo deveriam entrar no arsenal diagnóstico e terapêutico do médico geral, da mesma forma que os exames, os instrumentos e os medicamentos.

- As estatísticas e estimativas prudentes ressaltam que na clínica geral *um terço* dos pacientes sofre de perturbações funcionais ou emocionais.

- Por outro lado, sabe-se que os conflitos interiores, os mecanismos neuróticos ou as reações psíquicas influem no *quadro* de uma doença orgânica, no *desencadeamento*, na *duração,* na *evolução* e mesmo na *sensibilidade* ao tratamento.

Doenças psicossomáticas na adolescência

- Na reedição do desenvolvimento infantil, que ocorre na adolescência, o indivíduo normalmente tem tendência a utilizar o corpo como área de manifestação de tensões emocionais, da mesma forma que o bebê, que reage de corpo inteiro aos estímulos externos e internos. Nessa fase há tendência em corporificar os sintomas, o equivalente de um bebê na fase de comunicação pré-verbal.

- Kavanaugh & Mattsson, ao estudarem os distúrbios psicossomáticos na infância e na adolescência, descrevem as seguintes alterações:

- Transtornos da pele: neurodermatites; hiperidrose (umidade excessiva); dermatite seborréica (placas na pele e no couro cabeludo); psoríase; certos tipos de alopecia (queda dos cabelos); certas reações atópicas como eczemas, urticária e edema angioneurótico; certos tipos de verruga, herpes, acne (espinhas), "alergias" e vergões.

- Desde Hipócrates a medicina reconhece que a pele é o barômetro do estado emocional do indivíduo. Com regular freqüência, por exemplo, os eczemas e a acne relacionam-se a ansiedades vinculadas com a heterossexualidade emergente.

- Ter lesões de pele, na fantasia e mesmo na realidade, mantém eventuais parceiros à distância.

- Transtornos do aparelho respiratório: bronquite asmática, rinite alérgica; certos casos de sinusite crônica; alguns casos de soluços e a síndrome da hiperventilação (aumento do volume e da freqüência respiratória).

- É necessário referir que todo o estado psicofisiológico requer uma combinação de fatores constitucionais e emocionais, a exemplo do que ocorre, habitualmente, na asma brônquica.

- Na história do desenvolvimento infantil dos adolescentes asmáticos aparece, muitas vezes, um apego intenso, mas **ambivalente**, na relação mãe-filho e pais ansiosos e superprotetores, que configuram o que Minuchim considera uma "estrutura familiar psicossomática". Sempre que circunstâncias externas ameaçavam afastá-lo da mãe, ou quando sentia impulsos intrapsíquicos que supunha que podiam ser desaprovados por ela, apresentava um episódio de asma. Observa-se que na adolescência esses indivíduos tendem a apresentar um marcado grau de dependência oral.

- Transtornos do estômago e do intestino: certos casos de úlcera péptica; gastrite crônica; colite ulcerativa; espasmo do cárdia, cólon espástico ou irritável; certos tipos de constipação; certos tipos de diarréia não-específica; certas dores abdominais; certos tipos de enterite; alguns tipos de hiperacidez gástrica; certos tipos de espasmo de piloro; anorexia nervosa; megacólon (grande dilatação do intestino); certos tipos de polidipsia, uma condição sintomatológica que leva o paciente a apresentar sensação de sede em demasia; obesidade; cólica persistente; certos tipos de vômitos recorrentes; algumas alterações na salivação e alguns tipos de doença periodontal.

A bulimia, a obesidade, a colite ulcerativa e a anorexia nervosa são doenças tipicamente psicossomáticas – compreensão psicodinâmica.
Como resultado da evolução psicossexual, sabe-se que é através do tubo digestivo que se desenvolvem as primeiras etapas do indivíduo (oral e anal), sendo natural, portanto, que na adolescência os impulsos, sentimentos, fantasias e conflitos emocionais tenham expressão através desse sistema.

❑ A bulimia, a obesidade e a anorexia nervosa são quadros clínicos relacionados a tentativas onipotentes de controle do processo puberal. Resultam de fixações ou regressões que buscam evitar a heterossexualidade e a genitalidade adulta.

❑ Na colite ulcerativa encontra-se, freqüentemente, uma história infantil de dificuldades no manejo da agressão e da hostilidade e uma personalidade com características de obediência e submissão, acompanhadas, em determinadas situações, por episódios de intensa obstinação.

❑ Transtornos do sistema cardiovascular: taquicardia paroxística; certos tipos de espasmo vascular periférico; enxaqueca; certos tipos de sangramento nasal ou epistaxes; hipertensão e alguns casos de hipotensão. Essas alterações costumam estar acompanhadas de desordens respiratórias. A taquicardia é comum em situações de exigência, com ideal de ego excessivamente elevado ou superego demasiadamente exigente e rígido.

❑ Transtornos do sistema músculo-esquelético: dores na região lombar (costas); artrite reumática; cefaléias por tensão; dores musculares, certos tipos de câimbras; bruxismo (ranger os dentes durante o sono).

❑ Transtornos do sistema sangüíneo e linfático: alterações leucocitárias, do tempo de coagulação do hematócrito e da velocidade de sedimentação globular.

❑ Transtornos do sistema endócrino: certos casos de hiperinsulinismo e alguns tipos de alterações do crescimento.

❑ Transtornos do sistema geniturinário: distúrbios menstruais (dismenorréia ou cólica menstrual, amenorréia ou falta da menstruação e tensão pré-menstrual); certos tipos de leucorréia ou secreção vaginal; urina em volume exagerado; dor ao urinar; abortamento; infertilidade masculina e feminina e distúrbios da função sexual relacionados aos órgãos genitais (vaginismo ou dificuldade de permitir a penetração, ereções freqüentes, dispareunia ou dor na relação sexual, e priapismo ou ereção persistente e dolorosa).

- Transtornos do sistema nervoso: tonturas, vertigens, febres repetitivas e certas perturbações do sono.
- Transtornos dos órgãos dos sentidos: ambliopia, zumbido nos ouvidos, tonturas = síndrome de Menière e aumento da sensibilidade auditiva.

Além de muitos outros transtornos psicofisiológicos que não se enquadram nos acima citados.

Diagnóstico

Para o diagnóstico das manifestações psicossomáticas valem os seguintes raciocínios:

- ***Sintoma isolado***, que não constitui numa síndrome, ausência de consistência de doença orgânica, como é o caso da dor abdominal recorrente com investigação normal, do ponto de vista de exames físicos, laboratoriais e complementares.
- ***Síndrome clínica específica***, tal como a asma, que se caracteriza quase sempre por três componentes: o alérgico, o infeccioso e o emocional. **Na adolescência,** o componente emocional costuma ser, evidentemente, o mais forte.
- ***Doença orgânica com lesão definida***, como é o caso da colite ulcerativa, quando se percebem fortes componentes emocionais na coleta dos dados da evolução psicossocial do paciente.

Não raro os sintomas somáticos são acompanhados de manifestações psíquicas, tais como ansiedade, angústia, medo, raiva, amor frustrado, insônia, sonolência, preguiça, melancolia, choro etc.

O diagnóstico, portanto, requer dois componentes:

❏ Primeiro, é preciso definir que se trata de uma manifestação psicossomática;

❏ Segundo, será necessário fazer o diagnóstico psicodinâmico, que serve para a compreensão do caso e para definir a técnica psicoterápica indicada. Não devemos esquecer que o mesmo sintoma pode ter vários significados. E a abordagem psicodinâmica permite integrar os diferentes aspectos que atuam na organização da doença e do sintoma.

Tratamento

❏ O tratamento pode ser sintomático, na tentativa de minorar o desconforto ou o sofrimento do paciente. De acordo com a manifestação apresentada, a terapêutica pode ser definida e dirigida.

❏ O paciente psicossomático, que ainda não reconhece as causas de suas manifestações como de origem emocional, tende a responder mal aos medicamentos. Desacredita facilmente, busca alternativas, troca de médico e insiste na sintomatologia, ou "muda" de sintoma. Na adolescência, além disso, é grande o número de jovens que não se fixa no médico e não segue as recomendações e as prescrições.

❑ O sintoma "orgânico" como manifestação de conflitos não reconhecidos costuma ser preservado porque o indivíduo, dentro de sua complexidade emocional, não deseja abrir mão de suas defesas para penetrar na compreensão de seus problemas. (Essa descarga de energia psíquica no corpo constitui uma defesa contra algo insuportável.) Portanto, o tratamento deve ser cuidadoso, pois o ataque ao sintoma costuma causar muito sofrimento psíquico. Muitas vezes, o paciente já utiliza uma determinada medicação que age como placebo (não tem valor terapêutico), e é aconselhável mantê-la enquanto se ventila, ou até mesmo se consegue solucionar, o conflito causador do sintoma.

❑ Por vezes é desejável e válido, quando o clínico estabelece uma boa relação com o paciente, que se ensaie um breve período de entrevistas para aliviar as tensões e demonstrar ao paciente como a relação psicoterápica pode lhe ser útil na resolução dos seus sintomas. Essa abordagem não deixa de ser psicoterápica: são as conversas terapêuticas. (Winnicott) O médico deve utilizar os conhecimentos oferecidos pela teoria psicanalítica para entender os conflitos e a psicodinâmica, mas não deve utilizar a instrumentação interpretativa na relação com o paciente.

❑ Muitas questões podem ser amenizadas ou mesmo resolvidas. Por exemplo, certas situações críticas, focais ou relacionadas a um distúrbio evolutivo cuja sintomatologia não pertence a um processo psicopatológico que vem se agravando progressivamente e que, portanto, são passíveis de modificação com descompressão, esclarecimentos e orientação. Os resultados costumam ser favoráveis, especialmente quando os pacientes são adolescentes.

❑ Se os resultados não são inteiramente satisfatórios e o paciente demonstra a necessidade de psicoterapia, esse breve período de entrevistas pode funcionar como elemento facilitador para o encaminhamento apropriado.

❑ O tratamento definitivo, portanto, obedece às técnicas psicoterápicas: psicoterapia breve ou focal, psicoterapia de orientação psicanalítica, psicoterapia analítica de grupo, psicanálise, psicoterapia do grupo familiar e outras como o psicodrama e os grupos específicos (obesos, asmáticos etc.).

Risco e resiliência

Introdução

❑ Todos nós estamos em risco, mas sabe-se que nem todos os indivíduos reagem da mesma maneira frente às dificuldades psicossociais. Alguns são mais suscetíveis, sofrem muito e se entregam ao desespero.

❑ Outros, mesmo passando por terríveis experiências, recuperam-se totalmente e parecem não apresentar seqüelas graves.

❑ Esse fenômeno está relacionado à **resiliência** e tem ocupado a atenção dos pesquisadores. A hipótese é a de que se soubermos o que permite às pessoas sobreviverem aos traumas e retomarem a sua vida normal, teremos os meios de incrementar a resistência ao estresse e às adversidades.

Conceito

❑ Resiliência, em física, é a capacidade dos materiais de resistirem aos choques; a fragilidade é tanto menor quanto maior a resiliência. Pode ajudar a compreender esse fenômeno o singelo exemplo da bola de tênis que volta à forma original quando cessada a compressão, diferentemente de uma bola de pano que pode permanecer deformada após sofrer a mesma pressão. (Rutter, 1978)

> **Do ponto de vista psicológico, resiliência é "a capacidade de recuperar e manter um comportamento razoavelmente adaptado, depois de sofrer um dano". (Ruther e Garmezy)**

❏ Do ponto de vista psicológico, que é o que nós trataremos a partir daqui, a *resiliência* **pode referir-se tanto ao *indivíduo* como ao *meio social*,** varia de acordo com a etapa de desenvolvimento e não decorre como resposta única aos diferentes fenômenos da vida.

❏ Essa capacidade não está baseada na idéia de evitar experiências de risco, mas em uma exposição controlada a esse risco.

❏ Parece não ter relação direta e não supõe características de saúde excepcionalmente positivas nem conviver predominantemente com experiências boas.

❏ A imunidade natural às infecções ou a induzida por vacinas surge pela exposição controlada ao germe responsável pela doença, e não por evitá-lo.

❏ Também não há relação com as condições financeiras.

- Aplica-se o mesmo raciocínio na exposição ao estresse e à adversidade psicossocial.
- Mas a ***individualização das experiências*** precisa ser considerada.
- Quando existe um fator de risco na família (como desentendimentos ou transtorno mental da mãe ou do pai), uma forma de proteger os filhos pode ser mantê-los a alguma distância do que está ocorrendo, para que não fiquem totalmente envolvidos no conflito.
- Noutra situação, quando um dos pais tem uma doença mental grave, pode ser bom para a criança reconhecer que seu pai está doente e manter vínculos afetivos mais importantes fora da família.

Medidas favoráveis à promoção da resiliência

Planificação

As pesquisas mostram que as experiências positivas na escola de crianças de meios desfavorecidos tornaram mais provável a planificação de sua vida e, com isto, a redução dos riscos.

Os casais que planificam suas vidas têm mais possibilidades de manter uma boa relação conjugal. É sabida a importante influência protetora de um casamento harmonioso cuja conduta não difere da estabelecida pela sociedade.

Auto-estima

É muito provável que o êxito em uma área confira às pessoas sentimentos positivos de auto-estima que tragam a confiança necessária para que se saiam bem em outras provas da vida.

"Endurecimento"

Devido às variações individuais na suscetibilidade ou na vulnerabilidade a experiências adversas anteriores, alguns "endurecem" para enfrentar novas dificuldades.

Fatores protetores de riscos

Apesar de incompletos, os estudos permitem chegar a algumas conclusões.

❑ Fatores protetores são aqueles que reduzem as repercussões de risco:

– por ações sobre o risco propriamente dito;

– modificando a exposição ao risco;

– ou defendendo-se da participação nesse risco.

❑ Todas essas medidas

– reduzem a probabilidade de reação negativa em cadeia, resultante do encontro com o risco;

– promovem a auto-estima e a eficiência, devido a relações pessoais que oferecem segurança e apoio ou mediante o êxito na realização de tarefas;

– criam oportunidades ao indivíduo de acesso a recursos financeiros.

❑ **A resiliência** se produz nas seguintes **áreas**:

Individual – características da personalidade: autonomia, auto-estima e orientação social positiva;

Familiar – coesão, calor e ausência de desavenças na família;

Social – disponibilidade de sistemas *externos* de apoio que favoreçam os esforços de adaptação do indivíduo.

Quadro 1. Fatores de risco e de resiliência

	RISCO	RESILIÊNCIA
Predisponentes	Estresse pré-perinatal Pobre expressão verbal Defeito ou deficiência física Temperamento agressivo Necessidade de controle externo Baixo nível de inteligência Dificuldade de aprendizagem Papel sexual mais tradicional ***Mudanças puberais***	Acreditar em algo maior que em si mesmo Bom traquejo social Autocontrole Alto nível de inteligência Autoconceito positivo Alto nível de auto-estima

Familiares	Baixo nível de educação materna Desarmonia familiar Alto nível de estresse materno Pobreza Doença mental na família Excesso de pressão Ausência de relação mãe-filho positiva Ambiente familiar caótico Família muito numerosa	Boa conexão com pelo menos um dos progenitores (pai e mãe) Coesão familiar Família estruturada União entre os irmãos
Externos	Pequeno ou nenhum apoio externo Mais do que quatro eventos estressantes na vida	Cuidado por um adulto, além dos pais Envolvimento na escola ou na comunidade Trabalho em grupo de amigos Poucos eventos negativos Mais pessoas tomando os cuidados na vida

Proposto por Blum, 1997

Elementos-chave para a resiliência segundo o modelo PCAP (People Contribution Activities Place)

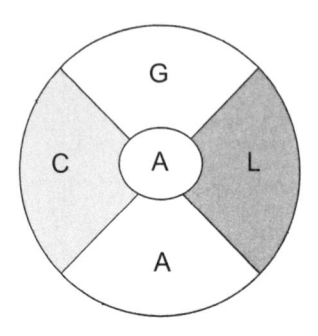

Gente (*People*): um adulto que o cuida e ao qual se apega; um grupo de trabalho de adultos que se envolve na vida do adolescente.

Contribuições (*Contribution*): aproveitamento das oportunidades de envolver a família, a vizinhança e a comunidade na atenção à juventude.

Atividades (*Activities*): na escola e na comunidade, que desenvolvam senso de apego/posse.

Lugar (*Place*): um local para a juventude se reunir, congregar, desenvolver relações de amizade com a supervisão de adultos.

> A OMS fala em saúde não meramente como ausência de doença, mas como bem-estar. De forma semelhante, resiliência não é meramente a ausência de risco, adversidade ou estresse, mas ter ou criar condições para enfrentá-los. Sabe-se que o maior motivo de sofrimento entre os adolescentes não são as infecções, mas os problemas sociais e comportamentais.
>
> Assim, a preocupação para este novo milênio é diminuir o impacto dos fatores adversos e ampliar os fatores de proteção, favorecendo com isso a resiliência dos jovens.

Concepção latino-americana: a resiliência comunitária (Elbio Nestor Suares Ojeda – OPAS – OMS)

Em 1995, pensou-se em aplicar nos estudos relacionados às comunidades alguns princípios da resiliência individual, utilizando para isso ferramentas da epidemiologia social.

Em cada desastre ou catástrofe que uma comunidade sofre há um dano, em termos de perda de recursos e de vidas. Ninguém nega o quanto isso é doloroso, mas essa desgraça pode significar o desafio em mobilizar a solidariedade da população e empreender processos de renovação que modernizem não só a estrutura física como todo o novelo social dessa comunidade.

Na América Latina, os desastres mais freqüentes são os tremores de terra de média intensidade e os terremotos. Há comunidades que se organizam muito rapidamente após um desastre desses e reconstroem a cidade, melhorando a planta urbanística e distribuindo melhor os serviços e funções, baseados em estudos já feitos, que logo trazem repercussão favorável à saúde dos habitantes. É evidente que essas comunidades contam com um escudo protetor, a sua experiência, que surgiu lá mesmo e permitiu-lhes "metabolizar" o evento negativo e construir a partir dele.

Foram identificados 44 projetos comunitários que incluíam estratégias e intervenções baseadas na resiliência: doze no Brasil, dez no Peru, nove na Argentina e cinco no Chile.

Os vários estudos efetuados proporcionaram a identificação de alguns **pilares** nos quais se baseia a resiliência comunitária:

– **auto-estima coletiva** – orgulho do lugar onde se vive;

– **identidade cultural** – neste mundo globalizado, conservação de costumes, valores, língua, manifestações culturais;

– **humor social** – capacidade de encontrar comédia na própria tragédia, ou seja, capacidade de expressar os elementos incongruentes de uma determinada situação em palavras, gestos ou atitudes corporais, produzindo um efeito tranqüilizador e prazeroso.

Há alguns grupos humanos com peculiaridades em sua **vivência de humor**. Assim se fala de humor judeu, humor escocês, humor cordovês etc. É muito rica a literatura sobre o modo como esse humor especial ajudou os judeus a enfrentar os horrores dos campos de concentração. Da mesma forma, as piadas e as ridicularizações ajudaram populações inteiras a suportar os rigores das ditaduras.

– **honestidade coletiva estatal** – apesar de este aspecto nos remeter ao manejo decente e transparente da coisa pública, ele vai além da limpeza administrativa. Implica a existência de uma consciência grupal que condena a desonestidade dos funcionários e valoriza o honesto exercício da função pública. As perversões administrativas são mais graves quando não só afetam à elite governante, mas impregnam todas as camadas sociais.

❏ No sentido contrário, detectou-se que em certas condições há fenômenos que reduzem a resiliência comunitária ou, em outras palavras, inibem a capacidade solidária de reação diante de uma adversidade coletiva. São os antipilares, como:

❏ **A maledicência** ou a desvalorização do povo autóctone e a supervalorização dos povos estrangeiros. A desvalorização de um povo em que os negros e mulatos participam em grande contingente, mas quem vale são os brancos;

– O **fatalismo,** uma atitude passiva, certa paralisia diante de uma desgraça. É o caso de determinadas atitudes baseadas na religiosidade como "esta é a vontade de Deus".

– **O autoritarismo** e os sistemas totalitários de governo prolongados que inibem a capacidade de surgirem lideranças alternativas e espontâneas, tão necessárias em situações de crises coletivas. O centralismo persistente nas decisões anula o poder de inovação e o surgimento de novas respostas frente a situações pouco previsíveis.

– **A corrupção** merece um espaço especial, pois é, indiscutivelmente, o principal fator negativo para a resiliência comunitária: ninguém está disposto a oferecer recursos para a reconstrução, depois de uma catástrofe, se não pode confiar na administração correta deles. Entendemos que a corrupção de uma sociedade começa quando o interesse privado dos funcionários prevalece sobre o interesse público. E torna-se mais grave ainda quando impregna toda a comunidade, seja pela tolerância aos corruptos ou como prática comum em pequena escala.

❑ Na América Latina, vários países têm demonstrado que a prática da corrupção atinge vários níveis da sociedade, tanto no setor público quanto no meio privado.

- Uma esperança na redução da corrupção reside no fato de que as tecnologias tornaram impossível ocultá-la, estabelecendo-se até os diferentes níveis a que alcançaram. As populações têm exigido transparência, portanto espera-se que esse quadro se modifique.

Resiliência na adolescência

- Sendo a adolescência uma etapa de mudanças importantes, de aquisição de novas capacidades e de definição de algumas condutas e habilidades, nada melhor do que aproveitar esse momento para prevenir condutas de risco e reforçar os fatores que favoreçam a resiliência do adolescente.

- Como a resiliência é uma capacidade inata ou adquirida de se recuperar de um dano causado por um risco, pensamos que os profissionais dedicados à infância e à adolescência precisam estimular as medidas favoráveis a ela.

Assim, tanto do ponto de vista comunitário quanto individual, a visão voltada para o assistencial, não para o assistencialismo, o favorecimento da autonomia, e não do parasitismo, a compreensão do potencial de cada pessoa, mesmo em situação de problemas múltiplos, o incremento da energia social, oriunda da ação grupal positiva exercida pelos próprios participantes, colaboram nitidamente para reforçar a resiliência, quando já existente, ou até tentar promovê-la. Mesmo se, do ponto de vista individual, nos primeiros anos de vida não foram oferecidas as possibilidades para isso.

Relação médico-adolescente

Introdução

❑ O tipo de relação entre o médico e o paciente, desde o primeiro contato, depende basicamente do estado de ânimo de cada um dos envolvidos.

❑ O paciente deve estar com verdadeiro desejo de resolver seus problemas, confiando na capacidade do terapeuta em atender suas necessidades.

❑ O médico deve dar a atenção devida, demonstrando um interesse autêntico, fundamentado no humor, na curiosidade científica e no sentido humanístico impregnados em sua conduta profissional.

Conceitos

❑ Uma boa relação médico-paciente é baseada fundamentalmente na **transferência** (a emoção que o paciente sente em relação ao médico) e na **contratransferência** (o que sente o médico em relação ao paciente).

❑ No contato direto com o profissional, durante a entrevista e o exame físico, vão ocorrendo fantasias, temores de críticas e sentimentos, usualmente não conscientes, de atração ou rejeição, por parte do paciente.

- Mas o profissional também tem sentimentos despertados pelo contato com o paciente que precisam ser reconhecidos por ele. "*Insight*" é o termo em inglês que significa olhar para dentro e reconhecer os sentimentos. Mas é indispensável que tenhamos bem clara a distinção entre a contratransferência propriamente dita e a transferência própria da pessoa do terapeuta.

- Uma vez que o médico adquira a capacidade de diferenciar esses dois sentimentos, aí poderá utilizar os fenômenos contratransferenciais em benefício do paciente.

- *Contratransferência positiva* – perceber os estímulos que o paciente provoca e atuar com conhecimento e não por impulsos gerados pelos relatos, sentimentos ou conduta do paciente, sem a elaboração devida.

Psicanálise, clínica médica e relações humanas

- No processo de **análise** se vivencia e se examina a transferência, utilizando-se o *insight* para a interpretação como **instrumento do tratamento**.

- Nas demais especialidades, a relação médico-paciente é só vivenciada e não tratada.

- Quando Freud recomendou que o analista ouvisse seu paciente com uma atenção flutuante, relaxadamente, e não com uma atenção forçada, temendo perder algo do relato, estava registrando que o analista possui no próprio inconsciente o seu instrumento fundamental de trabalho, aferidor silencioso, que o ajudará a compreender e, ato segundo, a elaborar e interpretar as mensagens do inconsciente alheio.

- Algo semelhante se passa entre o médico e qualquer paciente, dependendo do grau de franqueza que tenham atingido. Aqui entra em jogo também a capacidade intuitiva do profissional.

- **Intuição, cientificamente entendida**, é a conseqüência do contato súbito da consciência com os fenômenos psíquicos inconscientes por intermédio de elos pré-conscientes. É algo que penetra além daquilo que podemos captar com os sentidos ou elaborar na base de conceitos.

- O bom proveito na relação médico-paciente (*rapport*) diz respeito sobretudo ao relacionamento profissional e não à amizade habitual entre duas pessoas. A eficiência corre o risco de sofrer declínio quando o paciente começa a ver seu médico mais como amigo do que como profissional. O médico pode perder ou ofuscar sua capacidade de raciocínio, substituindo o desejável e necessário sentimento de solidariedade por ansiedade, aflição ou dor, como se tratasse de um parente próximo.

Fatores prejudiciais ou complicadores

❑ Todo o paciente que está passando por um estado de ansiedade ou uma doença tem, por um lado, tendência a um comportamento regressivo (agir de maneira estranha, infantil, dependente) e, por outro, sentimentos de culpa reavivados, que podem prejudicar a relação médico-paciente.

❑ Em contrapartida, o médico, por seus sentimentos de onipotência e pela necessidade de obter e manter o crédito do paciente, pode ser ferido em seu narcisismo (paixão por si mesmo), dependendo da agressividade ou da capacidade do paciente em esconder os verdadeiros motivos da consulta, e, com isso, cair na armadilha de revelar *seus sentimentos hostis*, não obrigatoriamente em palavras, mas no exagero de exames subsidiários, nas explicações sobre a doença (linguagem prolixa) e no rigorismo e na complexidade da formulação terapêutica.

❑ Toda consulta desencadeia ansiedade. Esta, por sua vez, aciona os chamados mecanismos de defesa, inerentes à estrutura da personalidade. Um deles é a defesa maníaca (tudo está bem), que gera uma definição indevida do motivo da consulta e as razões secundárias ou acessórias, fazendo com que o paciente não revele informações importantes.

- Outro aspecto é a tendência a escapar dos conflitos psicológicos, refugiando-se no orgânico. É preciso que o médico esteja atento e saiba reconhecer essa situação para não confundir as verdadeiras manifestações da doença com as somatizações, às quais já nos referimos antes. (Ver capítulo "Doenças e sintomas")

Fatores facilitadores

- A compreensão desses problemas não implica forçosamente a comunicação ao paciente. Como os quadros médicos se repetem, a posse de tais conhecimentos deve ser utilizada na prática médica de todos os dias.

- Uma atitude de autenticidade do médico, caracterizada pela postura de ouvir com atenção e simpatia e de transmitir sua versão franca sobre as manifestações clínicas, estimula a compenetração do paciente e o torna mais responsável frente aos seus problemas ou sua doença e, como resultado, surge um ânimo mais propício a colaborar na cura.

Medicina do adolescente

Na medicina do adolescente estabelece-se uma relação direta com o paciente, diferentemente da infância, em que o contato é maior com os pais. Há que considerar, portanto, que todas as referências feitas até aqui podem estar presentes na abordagem do adolescente.

O adolescente

❑ Há pacientes que se comunicam facilmente, verbalizam claramente seus problemas, cumprem com as prescrições, dão notícias e retornam para as revisões.

❑ Mas há também, aqueles que, nos contatos iniciais, só se comunicam através de gestos e atitudes (manifestações extraverbais), não se ligam definidamente ao tratamento, sonegam informações, dão a impressão de que não têm problemas e permanecem desconfiados, supondo que a consulta será um meio de os pais descobrirem, através do médico, seus segredos; não seguem as prescrições com disciplina, interrompem o tratamento por julgar que os remédios são substâncias maléficas ou por supor que seu organismo deve reagir por suas próprias defesas.

O médico

❑ O atendimento do adolescente representa um desafio às qualidades e habilidades do médico.

❑ O médico estará cometendo erros primordiais se, por seus preconceitos, encarar as manifestações da adolescência com irritação e assumir uma postura hostil ou carregada de censuras; ou se, por outro lado, sem levar em conta as idéias, os desejos e as necessidades do paciente, julgar que seu principal papel é dar conselhos.

❏ Se o médico gosta dos adolescentes e sente-se confortável frente a eles; se é suficientemente hábil para não se deixar envolver, podendo assumir uma posição de compreensão e apoio, sem o caráter de bonachão; se consegue não assumir uma postura semelhante à dos pais, com certeza obterá sucesso.

❏ Não há um esquema padronizado de abordagem do adolescente. É preciso adaptá-lo a cada caso em particular, dependendo da etapa do desenvolvimento, do comportamento do adolescente, da atitude dos pais etc.

Relação médico-adolescente

❏ O mais importante, sem dúvida, não são as condições físicas do consultório ou do ambulatório, mas a disponibilidade e a capacidade do médico em ajustar-se ao tipo de paciente que pretende atender.

❏ O calor humano, o interesse sincero e a habilidade em fazer com que o adolescente se sinta compreendido e apreciado são condições fundamentais.

- ❏ O atendimento do adolescente requer do profissional, além do conhecimento técnico-científico, disponibilidade, flexibilidade, capacidade de interação, reconhecimento de limites e postura ética que assegure confidencialidade e segurança, condições indispensáveis para o sucesso no relacionamento com o adolescente e sua família.

Entrevista individual

- ❏ As entrevistas com o adolescente podem ser, desde o início, separadas dos pais, dependendo da espontaneidade do paciente. Aquele que conhece o médico desde a infância costuma vir à consulta sem os pais. Aquele que vem à primeira consulta sem conhecimento prévio costuma ter referências familiares ou de amigos a respeito das habilidades e disponibilidades do médico em atender adolescentes.

- ❏ Quando o paciente vem acompanhado de um dos progenitores ou de ambos, a primeira parte da entrevista pode ser realizada na presença deles. Tomadas as informações iniciais, é aconselhável solicitar aos pais que aguardem na sala de espera, enquanto a coleta de informações do próprio paciente e o exame físico são realizados.

- ❏ Sempre que possível, deve-se estabelecer contato direto com o paciente, mesmo que seja no momento do exame físico ou da orientação terapêutica, o que não invalida, ao final da consulta, passar os pais novamente para a sala de entrevista e transmitir-lhes a orientação. Tudo depende do trato que foi feito com o adolescente e seus pais, da idade e da espontaneidade do paciente e do tipo de orientação a ser dada.

❏ Certos pais não aceitam ou relutam em permitir a privacidade do filho. O médico, nesses casos, pode tentar adaptar-se às circunstâncias, pode trabalhar a liberação ou pode negar-se a atender o paciente.

❏ Se os pais aceitarem a proposta de o filho ser atendido individualmente, o que é sempre aconselhável, pode-se estimular o próprio paciente a dialogar com seus pais e transmitir-lhes aquilo que lhe convier. De tempo em tempo, se os pais fizerem questão ou, em virtude da qualidade dos problemas do adolescente, for importante o contato com eles, pode-se marcar entrevistas para orientá-los. Entre os cuidados inerentes estão a permissão do próprio paciente para esses contatos, o sigilo absoluto do conteúdo das entrevistas, apenas situando os pais em relação ao filho e fazendo recomendações genéricas.

❏ Os imaturos, os mais inibidos, os que apresentam patologias graves e os que demonstram atraso mental devem ser atendidos na companhia dos pais porque, em geral, ficam muito ansiosos ou não têm capacidade de orientar sua própria conduta.

Supervisão, uma alternativa muito útil e satisfatória

Quando numa equipe surge empatia do paciente com um dos profissionais, mesmo que este seja o menos experiente, vale a pena que ele continue as entrevistas.

❑ Para suprir as necessidades e para examinar a relação médico-paciente utiliza-se a supervisão do caso por um profissional mais treinado. Isso não é muito usual fora da clínica psicológica, mas em medicina do adolescente pode dar bons resultados.

Referências bibliográficas

ALEXANDER, F. *Psicossomatic Medicine: its principles and applicaton*. Nova York: WW Boston, 1950.

AXELRUD, E.; GLEISER, D.; FISCHMANN, J. *Obesidade na adolescência*. Porto Alegre: Mercado Aberto, 1999.

BIERMANN, G. *Aspectos psicossomáticos da asma brônquica*. Hexágono da Roche, 10, n. 6, 1982.

BLAIR, G.M.; STEWART JONES, R.; SIMPSON, R.H. *Psicologia educacional*. São Paulo: Companhia Editora Nacional/Editora da USP, 1967.

BLUM, Robert. *Risco e resiliência: sumário para desenvolvimento de um programa. Adolesc. Latinoam.* abr./jun. 1997, vol.1, no.1, p.16-19.

BONETTTO, D.V.S; JUSKIEWICZ, R. Problemas escolares na adolescência II. In: *Tratado de adolescência*. Rio de Janeiro: Cultura Médica, 1991.

BRAZELTON, T.B.; CRAMER, B.G. *As primeiras relações*. São Paulo: Martins Fontes, 1992.

CÉLIA, S. Resiliência: Projetos de Vida, 625-634. In: *Stress e violência na criança e no jovem*. Editor organizador João Gomes Pedro, Universidade de Lisboa, Portugal, 1999.

CÉLIA, S.; SOUZA, R.P. Risco e resiliência. In: COSTA, M.C. & SOUZA, R.P. *Adolescência – aspectos clínicos e psicossociais*. Porto Alegre: Artes Médicas, 2002.

COSTA, Maria Conceição O.; LEÃO, L.S.C.S; WERUTSKY, C.A. Obesidade. In: COSTA, Maria Conceição O. & SOUZA, R.P. (org.) *Adolescência: aspectos clínicos e psicossociais*. Porto Alegre: Artes Médicas, 2002.

COSTA, M.C.O.; SOUZA, R.P. *Semiologia e atenção primária à criança e ao adolescente*. Rio de Janeiro: Revinter, 2005.

COSTA, G.P.; KATZ, G. et al. *Dinâmica das relações conjugais*. Porto Alegre: Artes Médicas, 1992.

CRESPIN, J. *Puericultura, ciência, arte e amor*. São Paulo: Fundo Editorial BYK, 1992.

EISENSTEIN, E.; SOUZA, R.P. *Situações de risco à saúde de crianças e adolescentes*. Petrópolis: Vozes, 1993.

EISNER, M. *A psicossomática, o médico e a sociedade*. Hexágono da Roche, 7, n.4, suplemento, 1979.

FALCETTO, O.; AERTS, D.R.G.C. Estrutura e dinâmica familiar. In: DUNCAN, Bruce B.; SCHMIDT, M.I.; GIUGLIANI, Elsa R.J. e cols. *Medicina ambulatorial*. Porto Alegre: Artes Médicas, 1990.

FREUD, S. Três ensaios sobre a teoria da sexualidade. In: *Obras psicológicas completas: Edição Standard Brasileira*. Vol. VII. Rio de Janeiro: Imago, 1996.

FRIEDMAN, S.B.; SARLES, R.M. Conduta "fora de controle" em adolescentes. *Clin. Ped. da América do Norte*, p. 99, fev. 1980.

GAMEZY, N. Resiliency and vulnerability to adverse developmental outcomes associated with poverty. *Am. Behavioral Scientist*, 1991; 34:416-430.

GARREL, D.C. Simpósio sobre medicina do adolescente. *Clin. Ped. da América do Norte*, nov. 1973.

GARROW, J.S. As perspectivas para o bebê obeso. *Anais Nestlé*, Rio de Janeiro, n.108, p.1-13, 1982.

Grupo para adiantamento da psiquiatria. *Dinâmica da adolescência*. São Paulo: Cultrix, 1976.

JESSOR, R. Successful adolescent development among youth in high-risk settings. *Am Psychologists*, 1993: 117-126.

JOSEPHSON, N.M.; PORTER, R.T. *Clinician's Handbook of Childhood Psychopathology*. Nova York: Jason Aronson, 1979.

KATCH, F.I.; MCARDLE, W.D. *Nutrição, controle de peso e exercício*. Medsi – Ed. Médica e Científica, 1984.

KAVANAUGH, J. & MATTSSON, A. Psichophysiologic Disorders. In: NOSHIPTZ, J. (org.). *Basic Handbook of Child Psychiatry*. Nova York: Basic Books, 1979.

KNOBEL, M.; PERESTRELLO, M.; UCHOA, D.M. *A adolescência na família atual – visão psicanalítica*. Rio de Janeiro: Atheneu, 1981.

KREISLER, L.; FAIN, M.; SOULÉ, M. *A criança e seu corpo – psicossomática da primeira infância*. Rio de Janeiro: Zahar, 1981.

LECKER, S. et al. New dimensions in adolescent psychotherapy (a terapeutic system aproach). *Ped. Clin. North Am.*, v.20, n.4, p.883, 1973.

LEVINE, M.D.; ZALLEN, B.G. Os distúrbios do aprendizado na adolescência: causas orgânicas e não orgânicas para a deficiência do progresso. *Clin. Ped. de N. Am.* Rio de Janeiro: Interamericana, 1984; l2:361-387.

LEVISKY, D.L. O diagnóstico dos distúrbios psicológicos na adolescência. In: COATES, V.; FRANÇOSO, L.A.; BEZNOS, G.W. *Adolescência*. São Paulo: Sarvier, 1979.

——. Contratransferência: uma modalidade perceptiva. In: OUTEIRAL, J.O. & GRAÑA, R.B. et al. *Donald W. Winnicott – estudos*. Porto Alegre: Artes Médicas, 1991.

LUBAN-PLOZZA & PÖLDIGER. Terapêutica dos doentes psicossomáticos. Documento Roche, n. 51, Basiléia, Suíça, mar. 1984.

LUCCHESE, F. *Desembarcando o sedentarismo*. Porto Alegre: L&PM, 2003.

——. *Desembarcando o diabetes*. Porto Alegre: L&PM, 2002.

MARCONDES, E. Obesidade na infância. *Anais Nestlé*, n.108, p.14-17, 1982.

MARTINS, C. Bases humanísticas da relação médico-paciente. *Revista da AMRIGS*, Porto Alegre, v. 29 (3): jul/set, 1985.

MELLILO, A.; OJEDA, E.N.S. *Resiliência – o descobrimento das fortalezas individuais*. Buenos Aires, Barcelona, México: Paidós, 2003.

MINUCHIN, S. *Famílias: funcionamento e tratamento*. Porto Alegre: Artes Médicas, 1982.

NEINSTEIN, L.S. *Adolescent Health Care – A Practical Guide*. 2a. edição. Baltimore-Munique: Urban & Schwarzenberg, 1991.

NOGUEIRA, L.C.L. Problemas escolares na adolescência I. In: MAAKAROUN, M.F.; SOUZA, R.P.; CRUZ, A.R (org.). *Tratado de adolescência*. Rio de Janeiro: Cultura Médica, 1991.

OSÓRIO, L.C. Psicoterapias na adolescência. In: MAAKAROUN, M.F.; SOUZA, R. P.; CRUZ, A.R (org.). *Tratado de adolescência*. Rio de Janeiro: Cultura Médica, 1990.

——. *Abordagens psicoterápicas do adolescente*. Porto Alegre: Movimento, 1977.

OUTEIRAL, J.O. Distúrbios psicossomáticos na adolescência II. In: MAAKAROUN, M.F., SOUZA, R.P., CRUZ, A.R (org.). *Tratado de adolescência*. Rio de Janeiro: Cultura Médica, 1990.

——. A tendência anti-social. In: OUTEIRAL, J.O. & GRAÑA, R.B. et al. *Donald W. Winnicott: estudos*. Porto Alegre: Artes Médicas, cap. 14: 129-135, 1991.

——. *Clínica psicanalítica de crianças e adolescentes: desenvolvimento, psicopatologia e tratamento*. Rio de Janeiro: Revinter, 1998.

OUTEIRAL, J.O. & GRAÑA, R.B. et al. *Donald W. Winnicott – estudos*. Porto Alegre: Artes Médicas, 1991.

PEDROSO, T.L. O grupo terapêutico como espaço transicional. In: OUTEIRAL, J.O. & GRAÑA, R.B. et al. *Donald W. Winnicott – estudos*. Porto Alegre: Artes Médicas, 1991.

PUNGELLO, E.P.; KUPERSMIDT, J.B.; BURCHINAL, M.R. e PATTERSON, C.J. Environmental risk factors and children's achievement from the middle childhood to early adolescence. *Developmental Psychology*, Washington, 1996; 32 (4): 755-767.

RUTTER, M. "RESILIENCE": concept consideration. *J. Adolesc. Health,* Nova York, 1993; 14:690-696.

SAITO, M.I.; VARGAS DA SILVA, L.E. *Adolescência: prevenção e risco*. São Paulo: Atheneu, 2001.

SHORE, R. *Rethinking the brain: new insight into early development*. Chicago: The University Press, 1966. p. 1-31.

SILVA, C.S. Desmedicalização do fracasso escolar. In: RAMOS, B.E.O; LOCH, J.A. et al. *Manual de saúde escolar II*. Rio de Janeiro: Sociedade Brasileira de Pediatria, 1994.

SOUZA, P.L.R.; ABUCHAIM, S.R. Sobre a relação médico-paciente em pediatria. *Rev. Med. ATM*, Porto Alegre, 11:37-55, 1976.

——. Queixas psicossomáticas. In: COATES, V.; FRANÇOSO, L.A.; BEZNOS, G.W. (org.). 2ª ed. *Medicina do adolescente*. São Paulo: Sarvier, 2003.

——. *O adolescente do terceiro milênio*. Porto Alegre: Mercado Aberto, 1999.

——. *Nossos adolescentes*. 3. ed. Porto Alegre: Editora da UFRGS, 1996.

——. *Os filhos no contexto familiar e social*. Porto Alegre: Mercado Aberto, 1989.

SOUZA, P.N.P. Educação e trabalho na Lei 7.044/82. Educação, Ministério da Educação, v.12, n.41, 1984.

SUKIENNICK, P.B. (org). *O aluno problema*. Porto Alegre: Mercado Aberto, 1996.

TIET, Q. Q.; JENSEN, P. et al. Adverse Life Events and Resilience. *J Am Acad Child Adolesc Psychiatry,* 1998; 37:11.

TOFLER, A. *A terceira onda*. Rio de Janeiro: Zahar, 1977.

WINNICOTT, D. *Through Pediatrics to Psycho-analisis*. London: Hogart Press, 1975.

ZIMERMAN, D.E. *Fundamentos básicos das psicoterapias*. Porto Alegre: Artes Médicas, 1993.

Sobre o autor

Dr. Ronald Pagnoncelli de Souza formou-se pela Faculdade de Medicina da Universidade Federal do Rio Grande do Sul em 1962. Dedicou-se à clínica pediátrica por quarenta e dois anos, sempre voltado à compreensão psicodinâmica dos problemas da criança, seus pais e familiares – isso numa época em que o pensamento psicanalítico teve forte influência no exercício clínico, fazendo com que a educação e o comportamento social tivessem um importante avanço humanístico. Professor do Departamento de Pediatria da Faculdade de Medicina da UFRGS, em 1984 foi eleito pelo voto direto vice-diretor da faculdade e, em 1988, diretor. Foi um dos responsáveis pela verdadeira revolução e modernização da pediatria também no meio acadêmico no Rio Grande do Sul. Publicou importantes trabalhos científicos em revistas nacionais e estrangeiras, além de diversos livros. É membro da Sociedade Brasileira de Pediatria e do Comitê de Adolescência da Sociedade Brasileira de Pediatria; é sócio-fundador e ex-presidente da Associação Brasileira de Adolescência (ASBRA), diretor da Revista da Adolescência Latinoamericana e sócio da International Association for Adolescent Health (IAAH). Atualmente dedica-se exclusivamente a escrever.

LIVROS PUBLICADOS:

Os filhos no contexto familiar e social. Porto Alegre: Mercado Aberto, 1989.

A educação sexual de nossos filhos. Porto Alegre: Mercado Aberto, 1993. (Em parceria com o dr. Luiz Carlos Osório)

Situações de risco à saúde de crianças e adolescentes. Petrópolis: Vozes, 1993. (Coordenação em parceria com a dra. Evelyn Eisenstein)

Nossos adolescentes. Porto Alegre: Universidade Federal do Rio Grande do Sul, 1996.

Avaliação e cuidados primários da criança e do adolescente. Porto Alegre: Artes Médicas, 1998. (Organização em parceria com a dra. Maria Conceição Oliveira Costa)

Nossos filhos: a eterna preocupação. Porto Alegre: Mercado Aberto, 1998. (Organização)

O adolescente do terceiro milênio. Porto Alegre: Mercado Aberto, 1999.

Adolescência: aspectos clínicos e psicossociais. Porto Alegre: Artes Médicas, 2002. (Organização em parceria com a dra. Maria Conceição Oliveira Costa)

Semiologia e atenção primária à criança e ao adolescente. Rio de Janeiro: Revinter, 2005.

Filhos sadios, pais felizes. Porto Alegre: L&PM Pocket, 2006

Coleção **L&PM** POCKET (LANÇAMENTOS MAIS RECENTES)

508. **Estudos de mulher** – Balzac
509. **O terceiro tira** – Flann O'Brien
510. **100 receitas de aves e ovos** – J. A. P. Machado
511. **Garfield em toneladas de diversão** (5) – Jim Davis
512. **Trem-bala** – Martha Medeiros
513. **Os cães ladram** – Truman Capote
514. **O Kama Sutra de Vatsyayana**
515. **O crime do Padre Amaro** – Eça de Queiroz
516. **Odes de Ricardo Reis** – Fernando Pessoa
517. **O inverno da nossa desesperança** – Steinbeck
518. **Piratas do Tietê** (1) – Laerte
519. **Rê Bordosa: do começo ao fim** – Angeli
520. **O Harlem é escuro** – Chester Himes
521. **Café-da-manhã dos campeões** – Kurt Vonnegut
522. **Eugénie Grandet** – Balzac
523. **O último magnata** – F. Scott Fitzgerald
524. **Carol** – Patricia Highsmith
525. **100 receitas de patisseria** – Sílvio Lancellotti
526. **O fator humano** – Graham Greene
527. **Tristessa** – Jack Kerouac
528. **O diamante do tamanho do Ritz** – S. Fitzgerald
529. **As melhores histórias de Sherlock Holmes** – Arthur Conan Doyle
530. **Cartas a um jovem poeta** – Rilke
531.(20).**Memórias de Maigret** – Simenon
532.(4).**O misterioso sr. Quin** – Agatha Christie
533. **Os analectos** – Confúcio
534.(21).**Maigret e os homens de bem** – Simenon
535.(22).**O medo de Maigret** – Simenon
536. **Ascensão e queda de César Birotteau** – Balzac
537. **Sexta-feira negra** – David Goodis
538. **Ora bolas – O humor de Mario Quintana** – Juarez Fonseca
539. **Longe daqui aqui mesmo** – Antonio Bivar
540.(5).**É fácil matar** – Agatha Christie
541. **O pai Goriot** – Balzac
542. **Brasil, um país do futuro** – Stefan Zweig
543. **O processo** – Kafka
544. **O melhor de Hagar 4** – Dik Browne
545.(6).**Por que não pediram a Evans?** – Agatha Christie
546. **Fanny Hill** – John Cleland
547. **O gato por dentro** – William S. Burroughs
548. **Sobre a brevidade da vida** – Sêneca
549. **Geraldão** (1) – Glauco
550. **Piratas do Tietê** (2) – Laerte
551. **Pagando o pato** – Ciça
552. **Garfield de bom humor** (6) – Jim Davis
553. **Conhece o Mário?** – Santiago
554. **Radicci 6** – Iotti
555. **Os subterrâneos** – Jack Kerouac
556.(1).**Balzac** – François Taillandier
557.(2).**Modigliani** – Christian Parisot
558.(3).**Kafka** – Gérard-Georges Lemaire
559.(4).**Júlio César** – Joël Schmidt
560. **Receitas da família** – J. A. Pinheiro Machado
561. **Boas maneiras à mesa** – Celia Ribeiro
562.(9).**Filhos sadios, pais felizes** – R. Pagnoncelli
563.(10).**Fatos & mitos** – Dr. Fernando Lucchese
564. **Ménage à trois** – Paula Taitelbaum
565. **Mulheres!** – David Coimbra
566. **Poemas de Álvaro de Campos** – Fernando Pessoa
567. **Medo e outras histórias** – Stefan Zweig
568. **Snoopy e sua turma** (1) – Schulz
569. **Piadas para sempre** (1) – Visconde da Casa Verde
570. **O alvo móvel** – Ross Macdonald
571. **O melhor do Recruta Zero** (2) – Mort Walker
572. **Um sonho americano** – Norman Mailer
573. **Os broncos também amam** – Angeli
574. **Crônica de um amor louco** – Bukowski
575.(5).**Freud** – René Major e Chantal Talagrand
576.(6).**Picasso** – Gilles Plazy
577.(7).**Gandhi** – Christine Jordis
578. **A tumba** – H. P. Lovecraft
579. **O príncipe e o mendigo** – Mark Twain
580. **Garfield, um charme de gato** (7) – Jim Davis
581. **Ilusões perdidas** – Balzac
582. **Esplendores e misérias das cortesãs** – Balzac
583. **Walter Ego** – Angeli
584. **Striptiras** (1) – Laerte
585. **Fagundes: um puxa-saco de mão cheia** – Laerte
586. **Depois do último trem** – Josué Guimarães
587. **Ricardo III** – Shakespeare
588. **Dona Anja** – Josué Guimarães
589. **24 horas na vida de uma mulher** – Stefan Zweig
590. **O terceiro homem** – Graham Greene
591. **Mulher no escuro** – Dashiell Hammett
592. **No que acredito** – Bertrand Russell
593. **Odisséia (1): Telemaquia** – Homero
594. **O cavalo cego** – Josué Guimarães
595. **Henrique V** – Shakespeare
596. **Fabulário geral do delírio cotidiano** – Bukowski
597. **Tiros na noite 1: A mulher do bandido** – Dashiell Hammett
598. **Snoopy em Feliz Dia dos Namorados!** (2) – Schulz
599. **Mas não se matam cavalos?** – Horace McCoy
600. **Crime e castigo** – Dostoiévski
601.(7).**Mistério no Caribe** – Agatha Christie
602. **Odisséia (2): Regresso** – Homero
603. **Piadas para sempre** (2) – Visconde da Casa Verde
604. **À sombra do vulcão** – Malcolm Lowry
605.(8).**Kerouac** – Yves Buin
606. **E agora são cinzas** – Angeli
607. **As mil e uma noites** – Paulo Caruso
608. **Um assassino entre nós** – Ruth Rendell
609. **Crack-up** – F. Scott Fitzgerald
610. **Do amor** – Stendhal
611. **Cartas do Yage** – William Burroughs e Allen Ginsberg
612. **Striptiras** (2) – Laerte
613. **Henry & June** – Anaïs Nin
614. **A piscina mortal** – Ross Macdonald
615. **Geraldão** (2) – Glauco
616. **Tempo de delicadeza** – A. R. de Sant'Anna
617. **Tiros na noite 2: Medo de tiro** – Dashiell Hammett
618. **Snoopy em Assim é a vida, Charlie Brown!** (3) – Schulz
619. **1954 – Um tiro no coração** – Hélio Silva
620. **Sobre a inspiração poética (Íon)** e ... – Platão
621. **Garfield e seus amigos** (8) – Jim Davis
622. **Odisséia (3): Ítaca** – Homero
623. **A louca matança** – Chester Himes
624. **Factótum** – Charles Bukowski
625. **Guerra e Paz: volume 1** – Tolstói
626. **Guerra e Paz: volume 2** – Tolstói
627. **Guerra e Paz: volume 3** – Tolstói

628. **Guerra e Paz: volume 4** – Tolstói
629(9). **Shakespeare** – Claude Mourthé
630. **Bem está o que bem acaba** – Shakespeare
631. **O contrato social** – Rousseau
632. **Geração Beat** – Jack Kerouac
633. **Snoopy: É Natal! (4)** – Charles Schulz
634(8). **Testemunha da acusação** – Agatha Christie
635. **Um elefante no caos** – Millôr Fernandes
636. **Guia de leitura (100 autores que você precisa ler)** – Organização de Léa Masina
637. **Pistoleiros também mandam flores** – David Coimbra
638. **O prazer das palavras – vol. 1** – Cláudio Moreno
639. **O prazer das palavras – vol. 2** – Cláudio Moreno
640. **Novíssimo testamento: com Deus e o diabo, a dupla da criação** – Iotti
641. **Literatura Brasileira: modos de usar** – Luís Augusto Fischer
642. **Dicionário de Porto-Alegrês** – Luís A. Fischer
643. **Clô Dias & Noites** – Sérgio Jockymann
644. **Memorial de Isla Negra** – Pablo Neruda
645. **Um homem extraordinário e outras histórias** – Tchekhov
646. **Ana sem terra** – Alcy Cheuiche
647. **Adultérios** – Woody Allen
648. **Para sempre ou nunca mais** – R. Chandler
649. **Nosso homem em Havana** – Graham Greene
650. **Dicionário Caldas Aulete de Bolso**
651. **Snoopy: Posso fazer uma pergunta, professora? (5)** – Charles Schulz
652(10). **Luís XVI** – Bernard Vincent
653. **O mercador de Veneza** – Shakespeare
654. **Cancioneiro** – Fernando Pessoa
655. **Non-Stop** – Martha Medeiros
656. **Levantem-se, levantem bem alto a cumeeira & Seymour, uma apresentação** – J.D.Salinger
657. **Ensaios céticos** – Bertrand Russell
658. **O melhor de Hagar 5** – Dik Browne
659. **Primeiro amor** – Ivan Turguêniev
660. **A trégua** – Mario Benedetti
661. **Um parque de diversões da cabeça** – Lawrence Ferlinghetti
662. **Aprendendo a viver** – Sêneca
663. **Garfield, um gato em apuros (9)** – Jim Davis
664. **Dilbert (1)** – Scott Adams
665. **Dicionário de dificuldades** – Domingos Paschoal Cegalla
666. **A imaginação** – Jean-Paul Sartre
667. **O ladrão e os cães** – Naguib Mahfuz
668. **Gramática do português contemporâneo** – Celso Cunha
669. **A volta do parafuso** *seguido de* **Daisy Miller** – Henry James
670. **Notas do subsolo** – Dostoiévski
671. **Abobrinhas da Brasilônia** – Glauco
672. **Geraldão (3)** – Glauco
673. **Piadas para sempre (3)** – Visconde da Casa Verde
674. **Duas viagens ao Brasil** – Hans Staden
675. **Bandeira de bolso** – Manuel Bandeira
676. **A arte da guerra** – Maquiavel
677. **Além do bem e do mal** – Nietzsche
678. **O coronel Chabert** *seguido de* **A mulher abandonada** – Balzac
679. **O sorriso de marfim** – Ross Macdonald
680. **100 receitas de pescados** – Sílvio Lancellotti
681. **O juiz e o seu carrasco** – Friedrich Dürrenmatt
682. **Noites brancas** – Dostoiévski
683. **Quadras ao gosto popular** – Fernando Pessoa
684. **Romanceiro da Inconfidência** – Cecília Meireles
685. **Kaos** – Millôr Fernandes
686. **A pele de onagro** – Balzac
687. **As ligações perigosas** – Choderlos de Laclos
688. **Dicionário de matemática** – Luiz Fernandes Cardoso
689. **Os Lusíadas** – Luís Vaz de Camões
690(11). **Átila** – Éric Deschodt
691. **Um jeito tranqüilo de matar** – Chester Himes
692. **A felicidade conjugal** *seguido de* **O diabo** – Tolstói
693. **Viagem de um naturalista ao redor do mundo – vol. 1** – Charles Darwin
694. **Viagem de um naturalista ao redor do mundo – vol. 2** – Charles Darwin
695. **Memórias da casa dos mortos** – Dostoiévski
696. **A Celestina** – Fernando de Rojas
697. **Snoopy (6)** – Charles Schulz
698. **Dez (quase) amores** – Claudia Tajes
699. **Poirot sempre espera** – Agatha Christie
700. **Cecília de bolso** – Cecília Meireles
701. **Apologia de Sócrates** *precedido de* **Êutifron e** *seguido de* **Críton** – Platão
702. **Wood & Stock** – Angeli
703. **Striptiras (3)** – Laerte
704. **Discurso sobre a origem e os fundamentos da desigualdade entre os homens** – Rousseau
705. **Os duelistas** – Joseph Conrad
706. **Dilbert (2)** – Scott Adams
707. **Viver e escrever (vol.1)** – Edla van Steen
708. **Viver e escrever (vol.2)** – Edla van Steen
709. **Viver e escrever (vol.3)** – Edla van Steen
710. **A teia da aranha** – Agatha Christie
711. **O banquete** – Platão
712. **Os belos e malditos** – F. Scott Fitzgerald
713. **Libelo contra a arte moderna** – Salvador Dalí
714. **Akropolis** – Valerio Massimo Manfredi
715. **Devoradores de mortos** – Michael Crichton
716. **Sob o sol da Toscana** – Frances Mayes
717. **Batom na cueca** – Nani
718. **Vida dura** – Claudia Tajes
719. **Carne trêmula** – Ruth Rendell
720. **Cris, a fera** – David Coimbra
721. **O anticristo** – Nietzsche
722. **Como um romance** – Daniel Pennac
723. **Emboscada no Forte Bragg** – Tom Wolfe
724. **Assédio sexual** – Michael Crichton
725. **O espírito do Zen** – Alan Watts
726. **Um bonde chamado desejo** – Tennessee Williams
727. **Como gostais** – Shakespeare
728. **Tratado sobre a tolerância** – Voltaire
729. **Snoopy: Doces ou travessuras? (7)** – Charles Schulz
730. **Cardápios do Anonymus Gourmet** – J.A. Pinheiro Machado
731. **100 receitas com lata** – J.A. Pinheiro Machado
732. **Conhece o Mário?** vol.2 – Santiago
733. **Dilbert (3)** – Scott Adams
734. **História de um louco amor** *seguido de* **Passado amor** – Horacio Quiroga
735(11). **Sexo: muito prazer** – Laura Meyer da Silva
736(12). **Para entender o adolescente** – Dr. Ronald Pagnoncelli
737(13). **Desembarcando a tristeza** – Dr. Fernando Lucchese

GRÁFICA EDITORA
Pallotti
IMAGEM DE QUALIDADE

Santa Maria - RS - Fone/Fax: (55) 3220.4500
www.pallotti.com.br